神様のカルテ

Sosuke Natsukawa

夏川 草介

目次

神様のカルテ

第一話　満天の星

なんたる失態だ……私は慨嘆した。

釈明の余地のない失態なのである。

いや、私に問題があるのではない。環境の罪である。だいたい私のような勤勉・実直を絵に描いたような青年内科医が、冒頭から釈明の余地のない失態に追い込まれるくらいであるから、その環境の劣悪さも想像がつくであろう。

いずれにしても重篤な事態である。もはや危篤といってよい。

その危篤の事態に気づいたのは、つい先刻のことであった。

今夜は救急外来の当直である。

救急部の入り口にはけが人・病人が列をなし、診察まで一時間待ちのありさまだ。

時刻はすでに夜十一時。朝までまだ十時間ある。私は当直帯に入ってから十八人を診察したところでぐったりとなり、やれやれとため息をついて、ふとなにやら記憶のはざまにひっかかるものを感じて手を止めた。

カレンダーに目をやり、日付を確認して思わず息を呑んだ。

しまった！

今日は私と細君にとっての、初めての結婚記念日であったのだ。

慌ててさらに二度確認する。しかし確認回数を増やしたところで今日が昨日になるわけもない。結婚記念日終了まであと一時間。

「なんたる失態だ……！」

私は血を吐くような思いで独語した。

三日前まで覚えていたのだ。三日前から重症患者の治療でＩＣＵに泊まりこみになり、さらには病棟患者にも急変が重なり、ほとんど眠っていなかった。日付の感覚がなくなり、いつ食事をとったかも記憶があやふやな状態で、右往左往しているうちに気づいたら当日の夜十一時……。

ちらりとナース・ステーションを一瞥し、せめて細君にメールの一通くらいは送ってこようと後ずさりしたところで、有能な看護師諸氏が見逃してくれるはずもない。

我ながら不可解な動きをしていると、たちまちにして眼前にカルテの山が積み上げられた。

不敵な笑みで手招きする白衣の悪魔……否、天使たちを前に、私にいったい何ができたであろうか。

私は眼前のカルテの山を睨みつけて、再び独語した。

「よかろう……」

そして傲然と微笑する。

「そういうことであるのなら、私にも考えがあるのだからな」

言うまでもないことだが、考えなどあるはずもないのである。

補足をせねばなるまい。

私こと栗原一止は、本庄病院に勤務する五年目の内科医である。

信濃大学医学部を卒業したあと、単身、松本平の中ほどに位置するこの病院に我が身を投じた。以来、五年間働き続けている。本庄病院は病床数四百床で、同じ松本平にある信濃大学医学部付属病院の六百床には及ばぬまでも、地方都市の一般病院としては相当に大きい。一般診療から救急医療まで、幅広い役割を果たす地域の基幹病院である。

ちなみに、私の話しぶりがいささか古風であることはご容赦願いたい。これは敬愛する漱石先生の影響である。学童期から『草枕』を愛読し、全文ことごとく暗誦するほど反読していると、こういうことになる。瑣末な問題のはずだが、世の人々はこの一事をもって私のことを変人と笑うのだから嘆かわしい。このような場合は、彼らの不寛容をこそ笑い飛ばせばよいのだ。

さて、とカルテの山を小脇にかかえつつ辺りを見回せば、いつものことながら救急部は大騒ぎである。

腹を痛がるおじさん、めまいで床に座りこんでいるおばあさん、喘息でひゅーひゅーいっているお嬢さんに、足を骨折して歩けないお兄さん、そして彼らをとりかこむ家族、親戚、付添い人……。

信州の一地方都市にすぎないこの町の、どこにこれだけたくさんの人がいるのか疑いたくなる。もしかして人々は、日中は人目につかぬ地下にでも潜っていて、日が暮れると同時に街中へ飛び出し、その足でいっせいに病院につめかけてくるのではないか、などとわけのわからない妄想をしてしまう。

それくらい人で溢れている。

ひいき目に見ても、通勤時間の駅前バスターミナルより人が多い。

この患者の山を、内科医五年目の私と研修医二人で対処する。

無茶と思うであろう？

無茶なのである。

その無茶をなんとか切り回しているのが、地方病院の現状と言うしかない。

とりあえず最前線できりきり舞いの研修医諸君を助けるべく、私も再び参戦する。

風邪三人に、尿路結石、帯状疱疹、痛風にそばアレルギーを診たところで、交通外傷の患者がやってきた。

二十六歳の男性は、バイクで転んだとのことであるが、見るからに左手が変な方向に曲がっている。折れている。ずいぶん痛そうである。当たり前だ。

ちなみに言い訳をするわけではないが、私は内科の医者である。

本来、骨折やら打撲やらを治療するのは内科医の役割ではない。だが「私は内科医だ」と念じてみたところで、骨折が肺炎に変わるわけではない。

患者のレントゲンを撮ってみると左トウ骨遠位端骨折。

えらそうに診断などしてみるが、トウ骨の漢字すら書けないのであるから、経験の浅さは覆うべくもない。できることはギプスを巻いて痛み止めを出すくらいである。もちろんたっぷりのはったりを添えて。

ちなみに、こういう時「内科医」の名札をさげていると、気づいた患者は不安になる。だから夜は、日中とは違う名札を渡される。

「救急医」である。実に便利な名だ。

もちろん名札がどんなに見事に変わっても、つけている人間は日中と同じ内科医である。慢性的医者不足のこの町では、外科でも内科でも耳鼻科でも皮膚科でも、ひとりの「救急医」が診療を行う。それで良いのかと問う声もあるだろう。むろん良いわけがない。しかし、これもまた地方病院の現状なのである。

世の中というものは、こうやって回っているのだ。

そして回り続けて、自分がどっちを向いているのかわからなくなっているのが、今の世間というものだ。こういう時、自分だけ回るのをやめると世人からは変人扱いされる。別に変人扱いされたところで私はなんら痛痒（つうよう）を感じないが、細君には迷惑をかけたくないので、とりあえず一緒に回ることにしている。きっと世のほとんどの人間がそうやってぐるぐるぐるぐるやっている。いろんな不満や不安をかかえながら、ぐるぐるぐるぐるやっている。

ぐるぐるぐるぐる……。

「栗原先生、なにをひとりでぶつぶつ言ってるの。患者さんが待ってるわよ」

ふいに処置室からよく通る声が聞こえた。

カーテンから顔だけのぞかせたのは、救急部看護師長の外村（とむら）さんである。年齢三十？歳にして独身、有能で美人の看護師である。

私はレントゲン写真を置いて立ち上がる。

「気にしないでください。理不尽な社会構造に向かって悪態をついていただけですから」

言いながらカーテンをくぐれば、患者ともどもギプスを巻く準備がきっちりできている。まことに手際がよい。

「悪態をつくのはいいけど、そういうことは頭の中だけにしてちょうだい。ただでさえ変人ドクターだって、新人の看護師が面白がってるのよ。気をつけないと仕事に差し支えるわ」

「弱者をこきつかう社会。賢明な若者を変人扱いする職場。理不尽もここに極まれり……」

聞こえよがしにつぶやきながら、私は慣れない手付きでギプスを巻き始める。巻かれるほうの青年は不思議そうな顔で私を見ているが、こういう時は難しい顔をしていれば良いのである。

外村さんは、苦笑を浮かべながら程よいところで手を貸してくれる。二人で巻くより彼女がひとりで処置したほうがよほどきれいに固定できるのではないかと思う。

なんとか巻き終えて一息ついたところで、張りのある声が飛び込んできた。

「栗原先生、救急車はいります！」

緩（ゆる）みかけた空気がすぐにぴんと張る。残りを任せて私はすぐに立ち上がった。

「六十五歳、男性、二十二時突然発症の胸痛……」

若い看護師がホットラインを片手に、救急隊から入ってくる情報を手早く書き留めている。かたわらにある救急車からの一報が記されたボードを見る。三郷（みさと）村からの救急車、到着は十分後の予定。

「バイタルは？」

「血圧１００台、脈拍１２５、酸素飽和度89％、レベルやや混濁」

「怪しいな」

心筋梗塞（こうそく）が、である。

「心電図、ニトロペン、酸素、準備」

言いながら、ちらと診察室のほうを見る。研修医の海（うみ）先生も山（やま）先生も、目の前の患者たちで手一杯、とてもこちらに顔を出しに来る余裕はなさそうだ。

蛇足であるが、研修医の先生たちは働き始めてまだ半年であり、いまだ海のものとも山のものともつかない存在であるから、私が勝手に頭の中でこう呼んでいるだけである。むろん口に出してはいけない。

処置室から出てきた外村看護師がちらりと「どうした？」と私を見た。

「いや、心筋梗塞なら一緒に診察しておくと彼らの勉強になるかと思って……」

「先生のそういうところは長所ですけど、今の救急部の状況では短所です」

「難しいことを言いますね」

「簡単なことです。ゆとりはないということです」

言ってるそばからサイレンの音が聞こえてきた。音に気づいた海先生が振り返ったが、どうやら手が離せる状況ではなさそうだ。

「かまわんですよ、先生。こちらは私がやっときます。そっちはよろしく」

と手を振って搬入口へ。

救急車から下ろされたストレッチャーには、血の気を失って冷や汗を浮かべた男性。最重症を示す赤いベッドに移動したあと、外村さんが手際よく心電図をとって差し出した。

一瞬の沈黙。そしてため息。

「当たりです。ＡＭＩ（急性心筋梗塞）」

私の語尾に重なるように、すぐに外村さんが声を張り上げた。

「すぐ循環器ドクターに連絡とって栗原先生につないで。それから点滴、採血、軽症患者はいったん手を離して赤ベッド優先！」

実に有能である。

私はパソコンに向かって細かい指示を入力していれば、あとは勝手にやってくれる。ライン確保、ニトロペン舌下、酸素カヌラで3L、ミリスロール、と……。

しかし休むまもなく再びカウンターでホットラインが鳴り響いた。

近くの若い看護師がすぐに出る。はい、わかりました、と答えてこちらを振り返った。

「栗原先生、国道十九号線で交通事故、三台追突で、四人搬送！」

私は、パソコンに向かう手を止めて、外村さんを顧みた。彼女は処置の手を休めずに、ちらりと私を見て肩をすくめてみせた。

どうやら今宵（こよい）も眠れぬらしい。

私は立ち上がって、かたわらのカルテの束を手に取った。敵の本隊が到着する前に、跋扈（ばっこ）している前衛部隊だけでも撃退しておかねば、いいかげん、救急部がパニックになる。

診察室に入る前に、ふと時計を見た。

零時五分。

記念日はすぎていた。


頭が痛い……。

脳のど真ん中をトンカチでがんがん殴られているようだ。

ちなみに脳外科の教科書によると脳には痛覚神経はないらしい。だから仮に麻酔なしで脳みそをぐちゃぐちゃにスプーンでかきまわしても、人は痛みを感じない。もちろん実際に試した人はいないし、試してから「痛いですか？」と聞いて返事ができたら、それは人間ではない。

いずれにしてもこの頭のど真ん中ががんがんする頭痛を感じるたびに、私には、凡人にはない特殊な痛覚神経が脳の中を走っているのだということを確信するのだ。しかしこの貴重な大発見も、痛い時には他人に話す元気もないし、痛くない時は馬鹿馬鹿しくて話せない。

医局のソファに斜めに寝そべったまま時計を見れば、時刻は夕方五時三十分。二階にある医局の窓の外には、すでに日の沈まんとしている暮色の空が広がっている。

昨日の夜から、いや正確には昨日の朝から連続三十五時間勤務である。その間合計一時間半は仮眠をとっているが、ほかはフル活動だ。ちなみにまだ病棟業務がなにも終わっていない。

これから回診することを考えると、なんだか頭の奥のトンカチがいっそう力強くなった気がした。

「よお、また大当たりの当直だったたってな？」

ふいに無遠慮な大声が飛び込んできた。

ソファの上から首だけをめぐらせば、獣のように色の黒い大男がなにを勘違いしたのか白衣をまとって立っている。

恐れおののいた私は、とりあえず小さな声で、

「すいませんが、ここは病院の医局で関係者以外は立ち入り禁止区域となっております。とくにあまりに色の黒い大男は患者様を驚かせることになり、非常に危険で……」

「馬鹿なこと言ってるぜ」

と砂山次郎がにやりと笑った。

この、ただでさえ色が黒い上に真っ白な白衣をまとって、白黒テレビの怪獣のごとき様相を見せる巨漢が砂山次郎である。

北海道の牧場農家の生まれのこの大男は、医学部生時代からの私の知己で、学生のころは同じ寮の隣の部屋で四年間も生活してきた腐れ縁がある。卒業後は、彼は大学病院の外科医局に入局した。おかげで、大学医局には背を向けて最初から市中の本庄病院へ就職した私とは、一気に接点がなくなった。やっと見苦しい因縁から解き放たれたと安心していたのだが、どういう奇縁か、医者になって三年後、彼は大学医局の人事にもとづいて本庄病院の外科へ派遣されてきたのだ。

結局それから、二年にわたって机を並べて働く日々となっている。

赴任早々、

「せっかく腐れ縁から解き放たれたと思ったのに、また会うことになるとはな」

とつぶやく私に、

「照れるなよ」

と意味不明の単語を大声で叫ぶ、頭のおかしい男である。

「さすが〝引きの栗原〟だ。お前が救外に出ると、病院の収入が一・五倍になるそうだぜ」

わははは、と笑いながら馴れた手つきでインスタントコーヒーを二人分淹れる。

やたらと濃いインスタントコーヒーは怪獣の大好物だ。

冗談かと思えるほどの多量のコーヒー粉末を溶かし、えらく苦くしておきながら、そこに今度はたっぷりの砂糖を放り込む。苦いのか甘いのかよくわからない濃厚な砂山ブレンドのできあがりだ。徹夜明けの舌にこれを注ぎ込むと、舌がぴりぴりしてどう評価しても毒以外のなにものでもない。ちなみに徹夜明けで判断がにぶっている時以外は、おそろしくて絶対に飲めない。

「AMIに気胸に骨折に、最後に吐血が来たって言うじゃねえか。先週の俺の当直なんて、その半分も来なかったぜ」

どっかりと私の向かいに腰をおろした。

徹夜で疲労の極みにある私は、答えるのも面倒でだまってコーヒーをすする。……舌がしびれる。

「最後の吐血は、出血性胃潰瘍だったってな。徹夜明けの頭なら、さぞかしいいカメラさばきができただろう」

「……このまずいコーヒーはなんとかならんのか、おれが潰瘍になりそうだ」

聞こえよがしに砂山ブレンドに悪態をついたものの、私の苦情など、大男のよく日に焼けた皮膚にはなんの痛痒ももたらさない。豪快な笑い声が応じるだけである。

実際、この五年間、私が救急部の当直に出た日にかぎって、重症患者の数が多い。こういう医者を看護師たちは「引く医者」と言ってずいぶん迷惑がる。「栗原先生が当直の日はほとんど眠れない」と、救急部の看護師が口をそろえて噂する。看護師の中には一ヶ月の勤務表のなかで私が当直の日だけは赤丸をつけて注意しているものもいるくらいだ。

懸命に働かされたあげく迷惑がられるのであるから、こっちこそいい面の皮である。

私はソファにもたれかかったまま、窓の外へと視線を転じた。

「だいたいあんな看板を不用意に掲げるから、かくも多くの患者が集まって、許容量を越えた仕事をせねばならんのだ」

窓から見渡せる病院の正面玄関には、「24時間、365日対応」などという大見栄を切った看板が、造りだけは堂々と掲げられている。日中の診療でさえ何とか乗り切っている状態で、よくもまあ恥ずかしげもなくぶら下げたものである。

「ま、救急医療なんてどの病院も嫌がる仕事だからなあ」

次郎がカップを持ったままのそりと立ち上がり、窓際へ歩み寄りながら言う。

「都会の大病院でさえ、患者の盥回しや受け入れ拒否の問題が持ち上がっているこのご時世だ。地方の一病院であんな理念を掲げてるってのは、それだけでもたいしたもんだと思うぜ」

「理念は結構だ。私も賛同するからこうして働いている。しかしな……」

漏れるのはため息ばかりである。

本庄病院は開設以来、変わらぬ理念を打ち立て続けている。診療に昼も夜もない。患者に一次も三次もない。あらゆる事態に対応するのが地域医療の基幹病院としての当然の義務である、と。

理念は完璧（かんぺき）である。しかし内実はそう単純ではない。

救急車のサイレンは深夜でも途切れず、それを受け入れるのは、睡眠不足と低血糖の医者と経験不足の研修医だ。むろん患者にとってみればありがたい看板であろうが、内側から見れば、まるっきり張り子の虎（とら）なのである。

「ま、そうくさるな、一止。俺たちはこの町の医療を支えている。やりがいがある仕事じゃないか」

揚々とそんなセリフを吐き出す巨漢の外科医を、私はあきれて眺めた。

「その底抜けの前向き思考は、お前の数少ない長所のひとつだな。驚嘆に値する」

「いやぁまあ、それほどでもない」

「アホウめ、皮肉を言っておるのだ、私は」

じろりと一睨みしてみるものの、黒い怪物は一向に気にした風もなく、あいかわらずにやにや笑っている。

その怪物が、なにやら急に神妙な顔になった。

「ところで一止、ちょっと聞きたいんだが……」

声まで小さい。黒い巨体がもぞもぞ動く姿はずいぶん気色悪い。

「南3病棟の水無（みずなし）さんて、彼氏いるのか？」

質問の意図がすぐには汲み取れず、わずかに沈黙する。

「……水無さんというのは、病棟看護師の水無さんか？」

「ほかに誰がいるんだよ、あの小柄で可愛い水無さんに決まってるだろ」

「……おまえ……」

「わかってるっ！」

いきなりどでかい声を出した。

飲みかけのまずいコーヒーがびっくりして鼻腔まで逆流した。鼻までしびれる。

「わかってるんだ、一止。あの可愛い水無さんと俺じゃぁ、まるっきり〝美女と恐竜〟だ。でもな……」

「次郎、とりあえず恐竜に謝れ」

驚いたことに、この巨大な黒い男があの愛らしい看護師に恋をしているのだという。

水無さんというのは、栗色の髪をショートカットにした笑顔の可愛らしい看護師である。まだ一年目の新人であるが、気立ても良いしよく気のつく性格で、もちろん未婚である。当然の帰結のごとくもてる。

ちなみに、どうでもいいことだが、次郎も未婚である。

「デ、デートってのは、いきなりデ、デートって言えばいいのか？」

「なにを言っているのだ、お前は」

この男、外科手術に関しては同輩としても驚くほどの知識と経験の持ち主だが、女性問題に関しては、ほとんど小学生なみの言葉しか出てこない。

「冷たいこと言うな、お前だって榛名(はるな)ちゃんを上高地までデートに誘ったって言ってたじゃないか」

榛名というのは私の細君のことである。

「ばかを言うな、私が上高地に出かけたら、あやつがこっそりあとをつけてきただけの話だ」

「ほ、ほんとか？」

「嘘(うそ)に決まっているだろう」

カップの中の砂山毒素を一息に飲みほして、私は立ち上がった。

徹夜明けとはいえ、病棟業務が残っている。

「お、おい逃げるのか、一止」

「仕事だ、まだ回診が終わっていない」

「じゃ、南3病棟に行くんだな」

「あそこは内科病棟だからな。当然だ。水無さんに伝言でもあるか？」

「そ、そりゃぁできれば……」

「砂山先生が君とデートをしたがっている、と伝えればいいんだな」

「そんな恥ずかしいことを言うな！」

「どっちなんだ！」

馬鹿馬鹿しくなった私は、背後で奇声を発している黒い巨体を無視して医局の扉を出た。明らかに頭痛は悪化している。

私の所属する、本庄病院の消化器内科には、私のほかに二名の医者がいる。いずれも超ベテランの老輩たちで、それぞれ消化器内科の部長と副部長を務める偉い先生方である。

部長先生は、太った腹をゆすりながら豪快な笑い声で患者たちを魅了するその容姿から、大狸（おおだぬき）先生と私は呼んでいる。副部長先生のほうは、痩（や）せぎすで三日徹夜で働いても三日ゆっくり休んでも変わらず顔色が悪く、大狸先生とは対照的な姿から古狐（ふるぎつね）先生と呼称している。

両輩とも、驚くべき内視鏡のテクニックの持ち主である。大狸先生は信州のゴッドハンドと呼ばれる御仁であるし、古狐先生はその片腕として長らくこの町の医療を支えてきた。

多忙を極める本庄病院の消化器内科には、私を除けばこの二人しか医者がいない。これだけの戦力で、外来、病棟、内視鏡検査、夜間緊急処置などのことごとくに対応しなければならない。無茶な話である。

むろん病院も大々的に医師を募集しているが、そう簡単にこの地方都市の一病院に医師がやってくるはずもなく、仮に来てくれたとしても、そのあまりに劣悪な環境にあきれ果てて、じきに去るのが関の山である。

かくて悪循環に陥った地方の医師不足は、年々加速するばかりなのだ。

私の場合にしても、特段の志があって働き続けているわけではない。一握りの信念と吹けばなる。

もとより八方から変人扱いされている人間であるから、凡人がつまずくような所も素通りして、平然とかまえているような所もあるのだろう。なぜだかこの病院に来て、まもなく五年になる。

飛ぶような使命感だけが、かろうじて我が身を支えている。


「やぁ、栗原君……回診ですか」

次郎の阿呆を振り切って医局を出たその足で、内科病棟たる南3病棟に顔を出したとたん、さっそく弱々しい声が聞こえてきた。

病棟の片隅で、どの患者よりも明らかに顔色の悪い古狐先生が微笑んでいる。ひょろりと立ち上がり、おぼつかない足取りで歩いてくる。

「先生、体調は大丈夫なんですか？」

「体調？　このとおり絶好調ですよ……栗原君こそ、当直明けなのに……お疲れ様。これから回診ですか……」

「ええ。先生、あとは私が片付けておきますから、たまには家に帰ってください。もう五日も泊まっていらっしゃるのでしょう」

「そうですねえ……もうそんなになりますか……」

震える小さな声、とぎれとぎれの会話、異様に希薄な存在感……。古狐先生と話していると、なんだか病院にとりついた呪縛霊と問答しているような気分になる。

「優しいですねえ、栗原君は……。じゃ、せっかくなので……お言葉に甘えて今日は家に帰りましょうかねえ……」

「そうです。安心して成仏……いえ、帰宅してください。そういえば部長先生を知っていますか？」

「彼ならもう帰りましたよ、あとは栗原君にまかせるとかなんとか言って……。今日は奥さんには内緒で、娘さんと二人だけで飲みに行くそうです……嫁には内緒だぞ、とか言って……とてもうれしそうでした……」

冗談で言っているのか本気で言っているのか判然としない。補足しておくが、大狸先生に娘はいない。

ふらりふらりと歩く古狐先生を見送って、私は病棟を歩き出した。

患者四十人。果てしない回診である。


病棟右手には大部屋が並んでおり、軽症の患者さんたちが入院している。疾患は、肺炎から心不全、胃潰瘍からリウマチまで多岐にわたる。私は、内科の中でも消化器内科を専門としているはずなのだが、こういった慢性的医者不足の地方都市の病院では、むろんそんなえり好みは通用しない。内科医が夜になると救急医に化けるのと同じ理屈である。

自分の専門は消化器だとか循環器だとか大声で吹聴(ふいちょう)できるのは、地方では大学病院くらいである。現場にとって重要なのは、医者か医者でないか、ということくらいであろう。

大部屋の中でも一番手前の３０３号には、三人の女性が入院している。

私が入っていくと、いっせいにきゃーっと甲高い声をあげて、顔を赤らめる。顔を見合わせて、私の髪型やら服装やらをひそひそ話し合い、なにやら満足げにうなずきあったりする。

「先生やっぱりかっこいい」と豊科（とよしな）さん。

「疲れてる顔もすてき」と明科（あかしな）さん。

「なんだか恥ずかしい」と倉科（くらしな）さん。

……私は彼女らにとても好かれている。

いや、早合点されては困る。彼女らの平均年齢は六十九歳である。三人合わせると二〇〇歳を越える。

糖尿病三羽がらすの異名をとる、豊科さん、明科さん、倉科さんたちは、糖尿病教育入院の患者である。

生活習慣病である2型糖尿病は甘く見ているととんでもないことになる恐ろしい病気である。三大合併症としては腎症（じんしょう）、網膜症、神経症があげられ、日本人の透析の原因疾患の第一位、失明の原因疾患の第二位を堂々と占めている。ちなみに失明の原因疾患第一位は、現在では緑内障であるが、一昔前までは糖尿病であった。

ゆえにこれらの重症合併症を生じることがないようコントロールすることが糖尿病患者にとってのネックになる。つまり食事や運動指導を行う教育入院の意義が生じる。

しかしこれは口で言うほど甘くはない。

彼女らは一日の大半を食べるかしゃべるかしかしない。教育入院の患者に時々見られることだが、けして動かない。けして歩かない。だから糖尿病になるのである。よって指導することは二つしかない。

食うな、動け。

以上。

しかし指導する私の声などどこ吹く風と、彼女らは、顔を合わせるごとに、私の品定めをし、やたらと盛り上がる。もちろん、おにぎりやらクッキーやらを手にしながら。

思わず買い言葉に、私はそんなに人気者ですか、と問うと、

「いやだわ、先生。若い男なら誰でもいいのよ」と。

……なるほど、合わせて二〇〇年の歳月は伊達ではない。

カルテに記載した。

〝早期退院〟と。

安曇さんという、胆のう癌の患者さんがいる。

七十二歳のおばあさん。ずんぐりむっくりの小柄で、いつどこで見かけても丁寧に頭をさげて挨拶をしてくれる。その優しげな笑顔ゆえに、看護師たちの間でも人気者である。

幸い今のところは軽い痛み以外に症状はない。抗癌剤を投与中であるが、副作用も出ていない。

調子がよい時はデイルームの片隅の椅子（いす）にちょこんと腰掛けて、遠く北アルプスの山々を何時間でもじっと眺めている。山が好きだと言う。

「いつも遅くまでお疲れ様です」とにこやかに頭をさげる安曇さんを見て、看護師たちの言うことに得心する。

なるほど、私の方が心を洗われるのである。


もっともナース・ステーションに近い個室に田川（たがわ）さんがいる。

「田川さん、もう厳しいわね」

パソコンに向かって電子カルテを打っていると、背後から声をかけられた。

顔をあげると、病棟主任看護師の東西直美（とうざいなおみ）が立っている。

「だいぶ痛みも強いみたい」

ステーションの向かい側の３００号室に目を向けた。

田川さんは六十二歳の膵臓（すいぞう）癌の男性で、発見時すでに全身に転移していて手のつけようがなかった。二週間前から状態が悪化し、現在はモルヒネでなんとか日々をしのいでいる状態である。

「モルヒネの効きが悪いのだ」

「そうね、なんとかしてあげたいけど……、モルヒネもっと増やせないの？」

「あの状態でのさじ加減の難しさはわかっておるだろう。痛みが止まっても、呼吸まで止まったら意味がない」

わかっているわよ、とつぶやいて、東西は隣の端末の前に腰をおろした。田川さんの検査データを呼び出している。黄疸に腎不全、腹水も出現している。

「もって二週間……、場合によっては一週間以内の急変もありうる」

「できるだけ、楽に過ごさせてあげたいわね」

私は黙ってうなずいた。

東西は二十八歳にして病棟の主任看護師にまでなった極めて優秀な女である。頭がいい上に、なにより危急の時にも絶対慌てない冷静さに定評がある。私も過去数年の修羅場のあいだに、少なからず世話になった経験がある。

その切れ者東西がめずらしく白黒つかぬ顔をしている。

「どうかしたのか？」

「じつはね……」

東西が少し声を落として話したところによると、田川さんの主担当の看護師はまだ一年目の新人で、癌の患者を看取った経験がないという。その看護師が、最近の苦しがる田川さんを見て、ずいぶん動揺しているらしい。

「では主担当を替えればよいではないか」

「そういう問題じゃないでしょ。誰でも通らなきゃだめな道なんだから」

あきれ顔の東西である。長いつきあいゆえ気づかなかったが、意外に美人である。

「私としてはうまくサポートして、この困難を自分で乗り切れるようにしてあげたいのよ」

「なるほど、それで主治医たる私に伝えたということだな」

「そうよ」

「よかろう、気にとめておこう。看護師の名は？」

「水無陽子、まだ一年目よ」

思わずキーボードを打つ手が止まる。

うむ、妙なタイミングだ。

「どうかしたの？」

「いや、水無さんに彼氏がいるかどうかが問題らしい」

「……あのね、私はまじめな話をしているのよ」

むっとした東西は細い腕を腰に当てて私を睨みつけた。

これはいかん。どうやら疲労の極みに至って、考えていることとしゃべっていることをうまく区別できていないようだ。私を見る東西の目に険がある。

「先生は、ただでさえみんなから変人扱いされてるんだから、話くらいまじめに聞く態度を見せなさい。そうしないと私だってフォローしきれないわよ」

「何を言う。私はいつだって大まじめだ。だいたい勤勉・実直を絵に描いたような私をして変人呼ばわりとは無礼千万。どこのどいつだ、そやつは」

「その時代錯誤のしゃべり方からして変でしょ。夏目漱石ばっかり読んでいるから、変な言葉づかいになるのよ」

まことに唐突かつ理不尽な物言いである。たしかに私の愛読書は『草枕』だ。診療のあいまにこれを開いては再読している。しかしその一事をもって私を変人扱いとは、狭量というにもほどがある。

「私が漱石を読もうが、鷗外を読もうがお前の知ったことではあるまい」

「ええ知ったことじゃないわ。知ったことじゃないけど私なりに……」

ふいに東西は口をつぐんだ。

「なんだ？」

「なんでもないわよ」

ぷいと東西は横を向いた。それからため息まじりにつけくわえた。

「一応心配しているのよ。頭はいいのに、変に自覚が足りないんだから余計に手がつけられないわ」

「私は妻のある身だ。手などつけんでよろしい」

直後の沈黙は、先にもまさる一層の険を含んでいた。

何か言い返そうとした東西は、しかし大きなため息と冷ややかな視線を残して、そのままどこかへ行ってしまった。

やってしまった……。

疲労が積み重なると理路がかすんで失言が増える。どうでもいいことにこだわって思考の質も低下する。無論、私が悪いのではない。これも劣悪な環境のなせる業(わざ)なのだ。しかし東西を怒らせるのは筋が違うのであるから、あとで詫(わ)びのひとつも入れておかねばなるまい。やれやれ、また仕事がひとつ増えた。

私は深々とため息をついて時計を見た。

すでに夜十時。働き始めてまもなく四十時間。

いまにも睡魔にとらわれそうだが、患者の点滴も指示せずに眠るわけにはいかぬ。

それにしても患者の数が多すぎる。いや、だいたい医者が全然足りていないのだ。あと二人内科医がいてくれれば、こんな無茶な仕事をしなくてすむ。徹夜で倒れそうな医者に点滴を入れてもらう患者も哀れだろう。例えて言うなら、高速バスの運転手が睡眠不足だったとして、だれがそんなバスに乗りたがるだろうか。

……だめだ……なんだかたとえ話もうまくない。

もう一度大きくため息をついたところで、いきなり目の前にコーヒーカップが出現した。

「もう一息でしょ、がんばりなさい、先生」

顔をあげれば、どこかへ行ってしまったかと思った東西である。

カップからは砂山ブレンドとは明らかに違う、鼻孔をくすぐるよい香りが立ち上る。カフェインの香が、残った気力をよびさまし、にわかに目が冴(さ)えた。

一口すすって美味に酔いしれる。

これこそコーヒー、というやつだ。

うまそうにすする私を見て、東西は厳しい顔にようやく苦笑をもらした。

「少しは元気出た？」

「出たよ、ありがたい。しかし東西、先にも言ったとおりだが、私は妻のある身だ。コーヒー一杯でたぶらかそうとしたって、そうはいかぬぞ」

東西の苦笑が、微妙にゆがんだまま凍り付いた。

そのあとの沈黙の間に去来するものは何だったのであろう。

にわかに身を翻（ひるがえ）した東西は、振り返りもせずに言い捨てた。

「先生、一度頭のＣＴとったほうがいいわよ」

カフェインで目がさめたような気がしたのは、気のせいであったらしい。


夜空に月が流れている。

正確にいうと流れているのは雲のほうだが、過労の影響で静かな雲の向こうを青白い月がえらい速度で移動しているように見える。じっと見ていると目が回る。それでも我慢して見ていると気持ちが悪くなってきたので、ほどほどのところで目をそらして歩き出した。

時節は九月。病院を出たのは夜中の一時前であるから、初秋の涼風が肌寒い。

大阪や東京ではまだ残暑きびしい季節であろうが、この町の秋はもう冬支度である。信州の秋は短く、残暑は数日で鳴りを潜め、美ヶ原（うつくしがはら）の頂上が白く染まり始めれば、たちまち全（すべ）てが凍りつく季節がくる。
ふいに雲がきれいに切れて、あたりに月明かりが満ちた。

十三夜のわずかに頭の欠けた月が、帰路を青白く染める。アスファルトまでが月光を受けて青い。静まり返った青い道は、このままどこまでもどこまでも、この世ならざる地まで続いているような、そんな妙な気分にさせてくれる。

病院から北へ、民家の間を縫うように小道をすすめば、巨木に囲まれた鎮守の森にたどりつく。

深志(ふかし)神社である。

菅原道真(すがわらのみちざね)を祭神とするごく小さな神社であるが、歴史は古く、建物にも趣がある。日中の境内は近所の不届き者どもが駐車場代わりに使用していて実にせせこましい様相だが、この時間は広々とした白石の砂利が月明かりに浮かび上がり、森閑として空気が澄んでいる。拝殿わきの赤い灯籠(とうろう)が興趣を添えてなかなかに美しい。

ちらと振り返ると、民家の間に本庄病院の黒々とした影が見える。蒼(あお)い月光の下、巨大な建造物は、まるで今しも立ち上がらんと身をかがめたデーダラボッチのようだ。

深志神社の境内を抜けてやがて駅前通り、さらに中町通り、女鳥羽(めとば)川、縄手通りをわたって、四柱(よはしら)神社の境内をぬければ松本城がその威容を見せてくれる。この時間ではライトアップの照明も消えているが、月光に浮かぶ黒衣の城には、さすが国宝と思わせる堂々たる迫力がある。

黒門前から内堀にそって二の丸を抜けると古格の残る住宅街が広がり、その一角に我が家はある。

「御嶽荘」

古びた大きな立て看板をぶらさげた、築二十年を越える幽霊屋敷のごとき二階建ての木造家屋である。

もともとは旅館を経営していた建物なのだが、今はそれぞれの部屋を人に貸して下宿として利用されている。一階、二階に相当の数の部屋があり、長い廊下が各部屋をつなぐ豪壮な設計であるから、一時期においてはずいぶん活況を呈したのであろう。今はその輝かしい歴史のかけらも見えない。造りだけは立派な玄関の脇には、見事な梅の古木が枝を広げているのだが、手入れの行き届かぬ枝々が軒や瓦にからみついて、ほとんど樹海の中の遺跡のごとき様相を呈している。

鍵など閉まったところを見たこともない玄関の引き戸をあけ、靴をぬいであがれば、ここは外ではないかと疑いたくなるような土ぼこりだらけの廊下。そこから踏み抜きそうになる階段を上って二階の三つ目の部屋「桜の間」が我が家である。

「ただいま」

と襖をあけて部屋をのぞきこんだが、細君の姿はない。

十二畳一間の真ん中のちゃぶ台に、小さなメモが置かれている。

〝お仕事お疲れ様です、

撮影のため、一週間ほどモンブランに行ってきます。

ハル〟

なるほど、そういえばそんな話をしていたような気がする。今度は山頂から朝日を撮るのだと言っていた。しかしモンブラン……？

メモの横には、箱入り漆塗り(うるしぬ)りの万年筆と、小さな手作りパンケーキがラップをかけられて置いてある。そこにもメモ。

〝結婚記念日おめでとうございます。また一年間よろしくお願いいたします〟

「うむ、私のほうこそよろしく頼む」

と声をかけてみたところで返事がくるわけではない。

ちと寂しい。

ごろりと畳の上に横になってみる。埃(ほこり)ひとつない整然とした部屋は、細君の日々の努力のたまものであろう。今しも崩壊寸前の「御嶽荘」にあって、この部屋が別名「極楽の間」と呼ばれるゆえんである。軒下にはネズミが、屋根裏には鳩(はと)が住みつき、始終、人ならざるものの羽ばたきやら足音やらが聞こえる御嶽荘であるが、この「桜の間」だけは、細君の徳に伏してか、心地よい静けさを守っている。

夜中の一時、しかも徹夜明けだというのに妙に目が冴えていけない。ならばと、枕（まくら）もとに積み上げた本の中から、芥川の『歯車』など手に取ってみたものの、読んだ分だけ気持ちが沈んで寂寞（せきばく）が増すばかりである。

とその時、ふいに、

〝どくとる、どくとる……〟

と妙な音が聞こえた。

思わず耳をすます。

〝どくとる、どくとる……〟

私は、はたと気づいて起き上がった。

「その声は、男爵か！」

〝男爵だ。ドクトル、久しぶりの帰宅だな〟

私は部屋の片隅に無造作に並べられている夏目漱石全集に歩み寄ると、『彼岸過迄』と『夢十夜』を引きずり出した。よけた二冊分の空間の下に、大きな床板の破れ目がある。冷ややかな外気が流れ込むと同時に、先ほどの声がはっきり大きくなった。

「ドクトル、久しぶりに一杯どうかね」

声の主は、我が「桜の間」の真下にある「桔梗（ききょう）の間」の住人、通称「男爵」である。「桜の間」の床板の一部が腐ってやぶれ、「桔梗の間」の天井裏につながっているのだ。さらにいかなる偶然が働いたのか、「桔梗の間」の天井板の一部も腐っていて、私と男爵は、この洞穴を通じて直接会話ができるようになっている。

「どうやら榛名姫はおらぬようだし、ひとりきりであろう。ちょうど学士殿と一献かわしていたのだ。貴君もどうかね」

明日は仕事である。朝八時には病棟にいなければならない。今は夜一時、しかも徹夜明け……。

だが多忙のあまり結婚記念日をすっぽかしてしまい、あまつさえようやく帰宅しても細君が不在というこの寂寥（せきりょう）をいかんともしがたい。

私の心はたやすく低きに流れるのだ。

「参ろう、ちょうど秘匿（ひとく）していた吟醸が一本あるのだ」

「では学士殿の部屋で待っておる」

男爵の声が遠ざかった。

私は『彼岸過迄（ひがんすぎまで）』と『夢十夜（ゆめじゅうや）』をもとに戻し、本棚の『ハリソン内科学』の巨大な箱を引きずり出した。箱の中に純米大吟醸「白馬錦」の四合瓶が収められている。

光を嫌う日本酒を保存しておくのに、巨大な本の箱というのはなかなか便利である。唯一の難点は、四合瓶が入るほどの大きな本というのはなかなか見かけないということだ。その点、医学書というのは極めて実用的な巨大さを備えていて有難い。医者になって良かったと思う数少ない瞬間である。

細君には内緒であるが、ほかにも『戸田細菌学』や『ネッター解剖学』の箱には、貴重な名酒が保管されている。本来の箱の中身は、医学部を卒業した時に後輩にゆずった。もう五年も前の話だ。

「白馬錦」の青い瓶を片手に、私は意気揚々と「桜の間」を出た。

向かうは一階の廊下の奥の部屋、「野菊の間」である。

「御嶽荘」にはたくさんの人間が住んでいる。

「たくさん」と甚だあいまいな様子なのは、私にも実人数が把握できていないからである。

これまでも、ツナギを着たおじさんや、スーツ姿の若者、ギターをかついだ兄ちゃんから、セーラー服の女の子まで、多様な人種に会ってきたが、親交を深める機会にはなかなか恵まれない。私だってろくに部屋には帰ってこない生活をしているのだから、得体が知れない点ではお互い様であるかもしれない。

家賃は駅前でありながら破格の安さ、部屋の広さも四畳半から十二畳と多様な造りである。もとは旅館を経営していた建物であったため、各部屋の扉は全て襖であるが、ちゃんと古風なネジ鍵が付いているから、機能上の問題はない。もちろん襖というものは、拳ひとつでいかようにでも破れる代物であるが、そんなことまでして何もない部屋に侵入する暇人もいない。

トイレ、風呂、キッチンことごとく共用であるが、これもまた旅館であっただけに、トイレの数は多いし、一階のキッチンは蛇口が横一列に四つも並ぶ巨大なシンクを備えて機能的である。私が住人たちと出会う場所も、ほとんどがこの巨大キッチンである。

月に一度、管理人の老人が、思い出したようにやってきて掃除をしていく以外に、まともな手入れは為(な)されないが、週の半分は病院に泊まり込んでいる私のような人間にとっては、この点も問題にならない。他の住人たちも似たり寄ったりの生活をしているのかもしれない。

かくも奇妙な建物に私が住みついたのは、五年前の医学部を卒業した時からである。

そこに至るまでには紆余曲折(うよきょくせつ)、波乱万丈の物語があるのだが、長くなるので割愛する。いずれにしても住みついてすでに五年。帰らぬ日が多いとはいえ、これだけ長く住んでいると、さすがに親しい人間もできてくる。

ひとりは「桔梗の間」の住人、絵描きの「男爵」。

もうひとりが「野菊の間」の住人、大学院生の「学士殿」である。

階段をくだり、一階の廊下をまっすぐ奥に進んだ先が「野菊の間」であり、丁度「桔梗の間」の向かい側である。襖を開けると、八畳間にはすでにスコッチとワインの香りが溢れている。手前でスコッチを傾けている藍(あい)色の髪の男が「男爵」である。一見すると四十代にも五十代にも見えるが、ふとした時には少年のようなそぶりを見せる年齢不詳の男である。いつでもお気に入りの古風なブライヤーをくわえて、ゆらりゆらりとやっている。職業は絵描きである。いったん筆をとれば、油絵、水彩、墨絵から鉛筆画まであらゆる表現法をキャンバス上で見事に融合させる、鬼才の絵描き。

本気で筆をとることはめったにないが、それでも一ヶ月に一枚程度は気まぐれのように作品を仕上げている。それを持って街中の画廊へ行くとたちまち十万円単位の大金がころがりこみ、帰宅すると揚々として我らに高級スコッチをふるまい、朝まで大宴会。しばらくは残金で悠々自適の生活で、金がなくなるころになるとまた気まぐれの一枚を持って画廊に出かける。再び大金を手に入れて大宴会……。

そういう生活を夢見ている、売れない貧乏絵描きである。

「絵はどうだね、男爵」

「今度のは最高のできばえだ。まだこの中にしまってあるがね」

とにやりと笑って自分の頭を指差す。

彼に初めて出会ったのは、私が御嶽荘に入居した当日である。玄関脇にイーゼルを持ち出して梅の古木をスケッチしていた紳士は、挨拶をする私に向かって、ゆるやかに一礼しつつ告げたのだ。

「ようこそ、社会の底辺へ」

それからふわりとパイプで一服入れる彼の流麗な仕草を見て、私がただちに「男爵」と名付けたのである。本名はその時聞いたはずだが、五年間男爵で通してきたのだから、今さら覚えているはずもない。それで不都合も起こらない。

奥の座椅子にゆるやかに腰掛けてワイングラスを傾けているのが「学士殿」である。ストレートヘアーに銀縁のめがね、目元はすずしく、笑顔はおだやか。いかにも君子然とした青年である。現在、信濃大学文学部哲学科、大学院博士課程に所属し、ニーチェ研究に没入しているとのことだ。古今東西のあらゆる書物に通じ、その博学博識は、ほとんど異常と言ってもよい領域に達している。

ちなみに私が学士殿に出会った五年前から学士殿はずっと博士課程に身をおいている。出会った時、すでに相応の年月を「博士課程」で過ごしているようだったから、通算かなりの年月が経過しているようだ。いつまで在籍できるものなのかは知らぬが、学士殿はいたって落ち着いたものであるし、そういうつまらないことを仔細に問いただすような無粋な人間はこの「御嶽荘」にはいない。

だいたい学問をするのに必要なのは、気概であって学歴ではない。こういう当たり前のことが忘れられて久しい世の中である。

「研究は進んでいるかね、学士殿」

「順調です。春までには一つ論文を書き上げるつもりですよ」

とにっこり微笑む。

このとおり、何年博士課程に在籍していようが、彼の人生には微塵の不安も存在しない。前途は洋々として、自信と希望に満ち溢れている。

「しばらくお留守のようでしたね、ドクトル。相変わらずですか、本庄病院は」

「相変わらずだ。外来も病棟も満員御礼。地方都市の過疎化などどこ吹く風の大繁盛。駅前が空洞化しているなら、デパートを誘致するまえに、病院のひとつも建ててやればすぐ解決するだろう」

私は持参した「白馬錦」を開封し、卓上に伏せられていた白磁(はくじ)の杯を手に取った。男爵がすばやく四合瓶をとりあげてついでくれる。

「姫君はまたどこかへ旅立たれたようだな、ドクトル。昨夜は旅の準備でずいぶん忙しそうにしておられたぞ」

「うむ、また撮影の仕事が入ったらしい。今度はモンブランだそうだ」

「モンブラン？　新しいスコッチか？」

「栗(くり)のケーキのことだ」

「山の名前です。標高は四千八百メートル、ヨーロッパアルプスの最高峰」

さらりと口を挟む学士殿。

その博識はかくも広大である。我らなど足元にも及ばない。

「榛名さん、昨夜はなんだか少し寂しそうにしておられましたよ、何かあったんですか？」

学士殿の観察眼はするどい。

うっ、と詰まったものの、私は結婚記念日をすっぽかしてしまったおのれの無能を、正直に吐露した。

「なるほど、それは最低だな。絵に描いたような阿呆だ。いやそう言っては絵に対して失礼だし、絵描きとしても不愉快だ」

男爵の言葉は容赦がない。

「やむを得ません。そんな最低なところも含めてドクトルなのですから」

学士殿の感想があっさりとどめを刺してくる。

まあ飲め、と男爵の持ち上げた吟醸を、ありがたく杯に受けた。

「そういえばドクトル。貴君が引っ越すかもしれぬという、不届きな噂を聞いたぞ。よもや、我らをこの社会の掃き溜めにほうり捨てたまま、自分だけ日の光の届く世間へ出て行くつもりではなかろうな」

「勘違いしてもらっては困る。私はもともと燦々と太陽のふりそそぐ栄光の道を歩いているのだ。この見苦しく劣悪な環境の御嶽荘に住んでいたとて、外では輝かしい神の祝福とともに生きている。とはいえ、その話は本当だ」

医者五年目になった最近、しきりに信濃大学医学部付属病院からお誘いの声が掛けられている。本庄病院などやめて、大学に来ないか、と。

「大学病院と？」

「さよう、大学病院」

「それはいわゆる医局というやつかね」

「さよう、医局というやつだ」

医局制度については説明が必要だろう。これは医者の世界独特の制度である。

通常、医学部六年間を卒業した医学生が医者になる道は、大きくわけて二種類ある。ひとつは大学病院の医局に所属する道と、もうひとつは医局に所属しないでどこかの病院に就職する道である。比率はだいたい四対一くらいで、医者の八割は医局に所属すると考えてよい。数年前から始まった新しい研修医制度のおかげで、最初二年間の研修期間は一般の病院に出ていく医者が増えたが、三年目になると結局その多くが医局に組み込まれているのが現状である。むしろ医局に所属せず、自分で就職先の病院を見つけてそこで働き続けるのは、私のような二割に満たないアウトローな連中である。

「医局に行くと何かいいことがあるのか？　別にこのまま我々とともに社会の底辺を嘗め尽くすような生活でよいではないか」

　男爵の言はいちいち不本意ではあるが、ここは黙殺する。

「医者の事情というやつがある。だいたい医局に入っていない医者というのは、それだけで胡散臭い目で見られることもあるのだ」

「胡散臭い？　なんで胡散臭い。わしのような貴族階級の人間から見れば、医局とやらいう組織のほうがよっぽど胡散臭いぞ」

　この場合、〝貴族階級〟という言動にはあえて突っ込みを入れない。応じると、男爵が喜ぶだけだ。

　黙って杯を干す。黙って男爵が注ぐ。

「大学を出て医局に入らないというだけで、以前になにか問題を起こしたのではないかとか、協調性に欠ける人間なのではないかとか、散々なレッテルを貼られる。いろいろと面倒ごとがあるのだ」

「しかし世の中は、医局制度をなくす方向に動いていると聞きます。実際問題、そういうご時勢ではないのですか？」

さすが学士殿は目の付け所が違う。要点をついている。

「難しいところだが、医局制度はなくならんよ。ほとんどの中小病院は医局のおかげでなんとかやっているんだ。独自路線を突き進んでいる本庄病院は例外中の例外と言えるが、あの病院ですら全ての科が大学医局から独立できているわけではないのだ」

私は杯を飲み干した。すかさず男爵の手が次の一杯を注ぐ。

なにやら興に乗ってきた。

「個々の病院が医者を雇うというのは非常にハイリスクなのだ。雇った医者が突然やめたり病気で倒れたりするようなことがあったら、病院の仕事が一気に止まるだろう。だからそういうことがないように、大勢の医者をプールしている医局という組織があって、各病院へはここから医者が派遣されている。おかげで何かあってもすぐ代わりの医者が調達できるわけだ」

本庄病院で実際に五年前に大きな問題となったことがある。

ひとりしかいない産婦人科の医師がふいの病気で退職したのだ。医局の関連病院ではない本庄病院には、代わりの医者が派遣されてくるわけではない。だからと言って求人広告を出したところで、産婦人科医なんてそう簡単には見つからない。結果として、その日から産婦人科は閉鎖されることとなった。入院していた患者もいたために、転院の手配などで、二、三ヶ月は大変な騒ぎになっていた。

「医局の関連病院にならない、ということは、つねにそういった危険性をかかえていることになるわけですね」

「そういうことだ。大阪や東京のような大都会ならいざ知らず、こういう信州の田舎町では医者の数が極端に少ない。医局制度がなければ田舎の小病院などあっというまに崩壊する」

「ならば医局というのは、立派な制度ではないか」

合点がいかぬ様子の男爵である。

「その見事な制度がなぜに悪評だらけなのだ？」

あいた杯にまた「白馬錦」。

「人事権というのは医局にとって伝家の宝刀なのだ。地方の病院の院長たちは医局から医者が派遣されなくなることを恐れて、右顧左眄(うこさべん)、医局の長たる教授に頭をさげにこなければならない。いろいろと闇(やみ)の中での取引が生まれる素地になる。おまけに」

また一杯をあおる。男爵が注ぐ。

「医者の側からしてみても、医局の都合ひとつで山奥の病院へ飛ばされてはかなわん」

「ドクトルもそれが嫌で医局に入らなかったんですか？」

「私は人が多いところが嫌いで、この町が好きだった。その条件に当てはまるのが本庄病院しかなかったというだけだ。前向きな動機などひとつもない」

実に消極的な内情を、とりあえず誇らしげに答えてみた。

人にはそれぞれ得手不得手がある。たしかに私が就職先を本庄病院に選んだ時は、さして多くもない友人の過半数が我が将来を案じ、たいしてお世話になってもいない教官のほとんどが、人生を無駄にするな、と声を張り上げたものである。当時はそれほどに、入局しないということが奇矯(ききょう)な道であったのだ。

しかし、やはり人にはそれぞれの役割とでもいったものがあるのだろう。たとえ変人呼ばわりされたところで、私にはこの生き方しかできなかったのである。

そうした状況で、はや五年目。

慢性的医者不足に悩む大学医局が、若輩とはいえまもなく医者六年目にもなる私という人間に目をつけ、医局への入局をすすめるようになってきた。先日は、医局長なるえらい先生から直接お電話がかかってきた。

「栗原君もそろそろ大学病院に来てはどうかね?」と。そして、

「大学でしか学べないことがたくさんある。いいチャンスではないかね?」と。

困ったものである。ほうっておいてくれればよいのにまことに面倒なことである。

学士殿が口をひらいた。

「ドクトル、私には医局制度の難しいことはよくわかりません。でもこの五年間で多くの患者さんたちと大切な関係を築いてきたのでしょう。そういったものを捨てていくほどの価値が、あの白い巨塔にあるのですか?」

にこやかなまま、また核心を突いてくる。

私としては、持ち上げた杯をじっと睨みつけるくらいしかできない。睨みつけても杯が答えてくれるはずもなく、せいぜいため息がもれるだけである。

「わからん。医者の中にも、より高度な医療を目指すものと野に下るものがいる。私は後者だ。今のように多忙な病院で多くの患者を診ていくことが医者の本分と思っている。そういう人間に高度医療とやらがどこまで必要なのか、私の中で結論が出ておらん」

これは本音である。

「良い医者」にはなりたい。だが何をもって「良い医者」とするのか。これは我が脳中に蟠踞する至上の難題である。

私はふと気づいて酔眼を盟友へと向けた。

「私のことばかり話しているが、だいたい学士殿とていつまでもこの廃屋に住み続けるわけではあるまい。学問の道をきわめれば、いずれどこかの大学に地位を得て羽ばたいていくのであろう」

「その予定です。あくまで予定ですが」

「男爵もしかり。その頭の中にある傑作を形にすれば、たちまち億万長者だ。ここを出てどこぞに立派なアトリエを構えることになるのだろう」

「もちろんだ、いましばし時間がかかりそうだがな……」

にわかに沈黙が舞いおりる。

五里霧中とはこのことか。人生とは晴れぬ霧に包まれた手探りの放浪にほかならぬ。

どうも暗い気持ちになってきた。飲み干した杯があいたままなのは、男爵が急に物思いに沈んだためである。ブライヤーから立ち上る細い煙が、天井に丸い円をえがいている。それを見上げていた学士殿がつぶやいた。

「智に働けば角がたつ、情に棹させば流される……」

漱石の『草枕』の書き出しだ。名文である。

「意地を通せば窮屈だ。とかくに人の世は住みにくい」

私は続きを声に出して苦笑した。

まことに、〝人の世は住みにくい〟。

肩をすくめた男爵が、タムナブリン十二年のボトルを持ち上げた。

「では、住みにくい世の中に」

私が杯を、学士殿がワイングラスをかかげる。

「住みにくい世の中に」

〝乾杯〟

蛍光灯のあわい光の下で、三種の酒が、さざ波のように揺れた。


朝六時である。

ほとんど昏睡状態で眠っていた私は、砂山次郎からの直通電話で目が覚めた。目が覚めた場所は「野菊の間」である。

どうやら、酒を飲みながら学士殿の部屋でそのまま寝ていたらしい。

とうの学士殿は、きっちり片隅に布団を敷いてこぎれいななりで眠っている。男爵は自室に帰ったのかと思いながら「野菊の間」を出たら、廊下のど真ん中で死体のように眠っている彼を見つけた。あやまって頭を踏みつけたが、気づきもしない。今さらながら、本当に死んでいたのではないかと、少し不安になる。

そのまま「桜の間」にも戻らず、ふらふらの体を引きずって病院まで出てきた。

やってきたのは外科の北4病棟。内科医の私は、普段はあまり足を運ばぬ建物である。

一般的によくあることだが、病院というのは規模の拡大に伴って、やたらと建て増しを繰り返す傾向がある。本庄病院もご多分に漏れず、百年に近い歴史の中で建て増しに建て増しを重ね、多様な構造物が林立して内部は迷路のごとき様相を呈している。よくこのふらふらの頭でたどり着けたものだと我ながら感心してしまう。

「発熱は40℃。朝三時までは熱だけだったが、三時半に看護師がラウンドをした時点で、腹痛が出現し、血圧は90台まで低下していた。点滴を開始したが、四時には意識レベルが悪くなり、今は呼びかけに対するレスポンスも弱い」

まだ薄暗い朝六時すぎの廊下を足早に歩きながら、砂山次郎が早口でしゃべっている。

私はといえば、夜更けまで「野菊の間」で散々酒を飲み、二時間弱眠ったところで叩(たた)き起こされたおかげで、脳の中枢まで蜘蛛(くも)の巣をかぶったようにもやもやべたべたとしている。病棟のまっすぐな廊下が妙な具合に曲がって見えるし、天井の暗い蛍光灯がえらくまぶしく感じる。

「もともと胆石があって、明日胆のう摘出術を予定していた患者だが……大丈夫か、一止？」

先を歩いていた次郎が振り返った。

どうやら私の顔色は相当悪いらしい。当たり前といえば当たり前だ。二日前は当直で徹夜。昨日はゆっくり眠ればよいのに、深酒をして睡眠不足に拍車をかける。三日間で通算三時間ほどしか寝ていない。

「余計な心配をするな、次郎。それより患者だ」

私はわけもなく大きな声で応じた。その声が嗄(か)れているからサマにならない。


「肝機能は悪化、黄疸が出て炎症反応もあがっている」

電子カルテの端末を開きながら、次郎が採血結果を呼び出した。

〝総ビリルビン４、ＧＯＴ２８０、ＧＰＴ２２５、γＧＴＰ５２２、白血球１８０００〟

一見して危険な数値が並んでいる。二日前までは全て正常値を示していたのだ。

「嵌頓(かんとん)か……」

そうだ、と答えた次郎が、今度はシャーカッセンに電気をつけて、ＣＴフィルムを示した。

「経過からは胆石が総胆管に落ちて嵌頓、急性胆管炎、というエピソードを疑うが、ＣＴでは石がはっきりしない」

「いや、石だろう」

八十五枚の写真の一枚にだけ、総胆管の下流にわずかに径一ミリ程度の石灰化像が写っている。私はこれでも大狸先生の下で消化器疾患を学んできた身だ。これを見逃しては、激怒した大狸に殴り殺されること間違いない。

「単純ＣＴの乳頭付近の写真だ。微小結石の嵌頓でまちがいない。血小板の低下も認める。急性胆管炎からＡＯＳＣを発症しているのだろう」

ＡＯＳＣ、すなわち急性閉塞性化膿性胆管炎は、肝胆道系疾患の中では、数時間の急性経過で死に至る可能性のある非常に重篤な病態だ。とにかく詰まった結石を除去して感染胆汁をながしてやらなければ助からない。

「二時間かかっている……」

ぽつりとつぶやいた私に、次郎が怪訝な顔を向けた。

「血圧が下がってから私に連絡が来るまで二時間かかっている。よもやと思うが」

私はじろりとこの巨漢の友人を見上げた。

「当直明けの私に気を遣って連絡を遅らせ、朝までねばろうとしていたのではなかろうな」

「朝までねばろうとしていたことは事実だ。だがお前に気を遣ってじゃない。点滴で改善する余地があるんじゃないかと考えた俺の甘さゆえだ」

私はじっと友人の目を見た。この男は時々妙な優しさを出して、かえって裏目に出ることがある。すくなくとも消化器内科を専門にしている者にとって、つまらぬ気遣いのおかげで胆管炎の患者を死なせることになっては、恥辱以外のなにものでもない。

次郎の目は動じていない。ＡＯＳＣになる前の初期の胆管炎なら抗生剤で落ち着くことがあるのも事実である。彼の外科医としての判断は間違ってはおらぬだろう。今回はいささか運が悪かったのだ。

「緊急内視鏡の適応だな」

私の言葉に次郎も大きくうなずいた。時計を見れば七時二十分。

「ＥＲＣＰ（内視鏡的逆行性膵胆管造影）の準備に一時間。八時二十分開始で予定してくれ。その間に、血圧の管理を頼む」

「もう始めている。念のためＰＴＣＤ（経皮経肝胆管ドレナージ）の準備もできている。だが一止、今日は日曜日だ」

次郎に言われて思わず私はカレンダーを顧みた。

こういう生活をしているとまるっきり曜日の感覚がなくなってしまう。確かに今日は日曜日だ。つまり医者も看護師も極端に人が少ないということである。


〝ただいま、留守にしております、御用の方は……〟

留守番電話に切り替わったのを確認して、私は状況を説明し、電話を切った。

窓から早朝の空を見上げれば、雲ひとつない快晴である。こういう晴れた日に、大狸先生がゴルフに行かないはずがない。電話にも出ないということは、いまごろはもうコースに出ているのかもしれない。

私は院内ＰＨＳを手にとって、南３病棟へかけた。きっちり二回の呼び出し音のあとに、聞きなれた声が応じた。

〝はい、南３病棟、東西です〟

「栗原だが……」

〝……なによ〟

いきなりトーンが低くなる。私の電話をよほど不吉なものだと思っているらしい。実際不幸の電話であることは事実である。

「すまんが面倒ごとを頼みたい」

とりあえず手短ながら事情を説明した。

〝つまりＥＲＣＰのために、看護師をひとり応援に貸してほしいってことね〟

「そういうことだ。外科はいま、ほかに緊急手術が入って病棟看護師を出す余裕がないらしい。通常なら救急部に依頼するのが筋だが、そちらもこれから救急車が二台来るとかですぐには手を貸せないという。しかし緊急のＥＲＣＰとなると、内視鏡室のスタッフだけでは手がたりない」

休日の病棟業務は一病棟あたり三人の看護師でまわしている。そこからひとりを応援に出すことは、当然他の看護師への負担を増大させることになり、ひいては管理上のリスクにつながる。

〝……わかってるわよね？〟

「わかっている。だが明日までは待てない。ほかに頼める病棟もない」
〃高くつくわよ〃
「うまい焼肉をおごろう」
〃あと、フランス料理とお好み焼きもね〃
「一度にそんなに食うのか?」
〃一度に食べるわけないでしょ! わけておごるのよ〃
「わかっている。冗談だ。恩に着る」
電話を切って、立ち上がった。

次郎の行動が不穏である。

緊急内視鏡が無事に終わって三十分が過ぎようというのに、内視鏡室をうろうろして、いっこうに病棟へあがろうとしない。ストレッチャーに移った患者のそばを、行ったり来たりしている。

無理もない。

目の前で水無陽子が甲斐甲斐(かいがい)しく働いているのである。内視鏡を片付けたり、カルテを書き込んだり、処置ベッドを整えたりと、一年目だというのに、なかなか手際よく仕事をすすめていく。

次郎はそれを目で追ったり、いきなり出て行って手伝いつつも足手まといになったり、ひとりで笑ったり悩んだりしている。しばらくは眺めているだけで面白かったが、だんだん見苦しくなってきた。

「水無さんを派遣したのはわざとか？」

私の声に、ピッチの向こうから、東西の不機嫌な声が答えた。

〝なによ、できる看護師がほしいって言ったのはそっちでしょ。私が病棟離れるわけにはいかないんだから、彼女を行かせたのよ。なにか不都合があったの？〟

「いや、不都合どころか、まことに有能な人材だ」

〝じゃ、さっさと病棟に帰して。こっちだって忙しいんだから〟

がちゃんと電話が切れた。

これは確かに焼肉一回くらいでは許してくれなさそうだ。

やがて水無さんが、患者を乗せたストレッチャーを押して内視鏡室を出て行った。次郎が付き添って行ったことは言うまでもない。

時刻は朝九時。

日曜日なら慌てて片付けなければならない仕事があるわけではない。幸い入院患者も落ち着いているようだから、一眠りしてから回診に出かければよいだろう。

そう思った矢先に、いきなり目の前に人影が現れた。

「よお、栗ちゃん。ＥＲＣＰは無事終わったか？」

にやりと笑ったのは、大狸先生その人であった。

「胆管炎のＥＮＢＤ（内視鏡的経鼻胆管ドレナージ）留置か。乳頭切開は？」

ＥＲＣＰの写真とデータを、大狸先生がチェックしている。口元は笑っているが、目は笑っていない。内視鏡に関する話の時の先生は恐ろしい。気をぬくと拳か足かパソコンが飛んでくる。とりあえず、ゴルフに行っているはずの大先生がなぜここにいるのか聞く余裕などありはしない。

「切開はしておりません」

「なぜだ？　切開なしでステントを入れれば膵炎のリスクはかなり高まる」

「患者は八十二歳と高齢で、ＣＴ上、膵は萎縮傾向があります。ＡＯＳＣを回避するための数日間だけのステント留置なら膵炎のリスクは低いと判断しました」

「ほお……」

「くわえて患者はＤＩＣ（播種性血管内凝固症候群）による凝固能低下と血小板減少を認めており、切開による出血のリスクの方が危険だと考えました」

「なるほど。で、石はあったのか？　造影の写真がないが……」

レントゲン写真を順番に眺めながら、大狸先生が言う。

「微小結石を疑う陰影は認めましたが、確定はできません。感染を疑っている以上、造影は最小限にとどめたからです。敗血症から立ち直った時点で再検査する予定です」

ようやく大狸先生の目にも笑みが浮かんだ。

「いいだろう。合格だ」

肩から力が抜けた。ようやく一息がつけた。

「たいしたもんじゃないか、栗ちゃん。いい判断にいい腕だ。日頃は変人扱いされていても、やる時はやるもんだな」

「先生まで、その根も葉もない流言に惑わされないでください。そんなことより今日はゴルフだったのではないのですか？」

「バカヤロウ、こんなに楽しいことやってるってのに、のんびりパターなんぞ振ってられるか」

「楽しいこと？」

「死にかけてる人間をなんとかして助けるってことだ。グリーン脇のバンカーから直接ホールインを狙(ねら)う時よりドキドキする。一番楽しい時だろ？」

「不敵」と「不敬」がきわどいバランスでブレンドされた凄(すご)みのある笑みだ。こういう笑いはよほどの修羅場を見てきた医者でなければ格好がつかない。この人は、患者を助けられることが、どうしようもなく楽しいのだ。

根っからの医者というのはこういう人をさすのだろう。

「それより栗ちゃん。今日はもういいぞ、家帰って休め」

「しかし、今の患者の術後管理と、回診も……」

「その血の気のない顔色で回診されちゃ、患者のほうが具合が悪くなる。病棟患者の四十人くらい、たまには俺が片付けておくさ。術後管理のほうは俺から砂山に頼んでおく。なんだか若い看護婦にうつつを抜かしているようだが、外科医としての腕は悪くない男だ。心配ない。おまえはとっとと帰って寝ろ」

いちいち言うことが理にかなっている。こういう時にはあえて無理などせず、お言葉に甘えるのが良い。だいたい頭の中では、三日分の疲労と昨日の日本酒の残りが手をつないで不愉快なダンスを踊っている。

要するに具合が悪い。

頭を下げて背中を向けたところで、大狸先生が軽く呼び止めた。

「おおそうだ。東西が焼肉をおごれと言っていたぞ。昼寝したら今日の夜にでも連れて行ってやれ。病棟を円滑にまわすための、業務の一環だ。こいつは上司の命令だぞ」

適当にやっているように見えて、細かいことまで把握しているところが、大狸の大狸たるゆえんである。


「飛露喜(ひろき)」という名の名酒がある。

昨今流行している淡麗辛口などという軟弱な酒ではない。福島県は会津の地酒で、豊かな甘みと芳醇な香り、そして深みのある後味が、絶妙なバランスで味わえる天下の名酒である。出荷数が多くはないため、容易に手に入る酒ではないが、この縄手通りから少し入った小道にある居酒屋「九兵衛」ではそれが飲める。

やはり絶品である。

カウンターの片隅に落ち着いて、私はゆっくりとその名酒を味わった。

「うまいね」とつぶやくと、筋肉質のマスターがカウンターの向こうでにやりと笑った。それだけである。それだけであることがまた心地よい。

隣に腰掛けた黒い大男は「呉春」の吟醸をあおっている。池田の名酒が、このような野卑で無粋な大男の胃袋におさまるかと思うと、いささか不快ではあるが、そこまで私が口を出せる筋合いではない。

店の時計はすでに夜の十一時を示している。

今朝いったん帰宅した私は、夕方の四時まで文字通り爆睡し、目が覚めたころには、いつもの純粋無垢な働き者の好青年として復活していた。

それから上司殿のありがたい命令に従って、東西に電話し、焼肉の話を伝えたところ、時間はあるが水無さんも連れて行きたいと言う。二人分の焼肉をおごれということかと須臾の間躊躇したが、ただちに名案を思いついて快諾した。電話を切ると直ちに次郎へ連絡をとった。

「次郎、焼肉へ行こう」

「なんでお前と焼肉なんだ？」

「いやなのか？」

「いやとかいう問題じゃない。まだ病棟の仕事が終わっていないんだ。結構忙しいんだぞ」

「水無さんも来るそうだ」

「ちょうど今仕事が終わったんだ。どこに何時だ？」

実に安直な男である。

焼肉代が半分になるだけではない。ここで恩を売っておけば、三人分の焼肉代を全部もってくれるかもしれない。我ながら冴え渡る頭脳に悦に入る。

などと考えていたのが甘かった。

女二人がしおらしく二人分の肉で満足すると考えたのが、そもそもの誤りであったのだ。

〝世の中には二種類の女がいる。食べる女と食べない女だ〟

この名言を残したのは誰であったろう。

いずれにしても私はこの日、高級焼肉屋で東西と水無さんの二人が前者であるということを、いやというほど思い知らされることとなった。

上等な肉を女どもは驚くほど食う。カルビもロースもタン塩もユッケだってレバーだって、まるでブラックホールのように次々と口中に吸い込んでいく。東西はもとより大食いであることは知っていたが、あの小柄な水無さんまでにこにこと笑いながら、顔色ひとつ変えずに、上ロースを次々と口に運んでいく姿は、ある種のホラー映画のようである。万一、肉代をしぶって注文をやめでもしたら、次は自分が食べられる番ではないかと震え上がり、とにかく店員をせかして次々と肉を運ばせる次第となった。

勘定は次郎と割り勘にしたのに、三人前であった。

そのあと、二人のミニブラックホールを無事タクシーに放り込んで、我らはそこから徒歩一分の距離にあるこの居酒屋「九兵衛」にハシゴとなったわけだ。

「俺にはどうしてもわからんことがある」

ふいに次郎がつぶやいた。いささか酒色を帯びた赤い目で、じっと「呉春」のラベルを見つめている。

「何がだ？」

「どうしてなんだ？」

次郎が今度はじっと私を見つめた。黒い大男にまっすぐ見つめられるなど、気色悪いことこのうえない。

「……だから何がだ」

「どうして水無さんはあんなに可愛いんだ？」

普段は元気な普通の老人が、入院を契機にいきなり不穏状態になり、意味不明なことを叫びだすことがある。「不穏せん妄」といって高齢者にはありがちな変化であり、退院すると良くなることが多い。

「だが、こんなに若い年齢で、しかもきっかけもなしにせん妄を発症する例は珍しい……」

「誰がせん妄だって？」

「ああすまん。聞こえていたか」

酔いが回ってくると、考えていることがそのまま垂れ流しになる。気をつけねばならない。

「水無さんは可愛いだろ？　すげえ可愛いだろ？」

「可愛いというのは主観的価値観の問題だ。強制されても困る」

「なんだよ、じゃ可愛くないっていうのか？」

「とても可愛いな」

「あ、言ったな。言っちゃったな。ハルちゃんに告げ口してやろ。ほかの女のことを可愛いとか言ってたって」

「ハルは世界で一番可愛い。笑顔の水無さんを百人あつめても、昼寝しているハルの方が百倍は可愛い」

「なんだと貴様。あんまりな言い方じゃないか！」

「どうしろと言うのだ、お前は！」

幸いにして、この時間の「九兵衛」にはほかに客がいない。

カウンターの隅でばか騒ぎをしている、黒い化け物と好青年のことを気にする客はいない。ほかに客がいたら、容赦なくこのアホウの頭を一升瓶で殴り倒して外に放り出しているところだ。少々けがをしたって、外科医なら自分で縫えるだろう。

マスターにこっそり目配せをしたら、苦笑しつつもビールジョッキに水を入れて持ってきてくれた。受け取った水をがぶがぶと飲みほす姿はまさに怪獣である。万が一、運命の神様が判断を誤って、あの気立てのよい娘とこの怪物が並んで歩くようなことがあったら、十人中九人は警察を呼ぶであろう。残りひとりは逃げ出すに違いない。

「そうだ、一止。お前、大学からお呼びがかかってるんだってな？」

百年の酔いも醒めるような、不愉快な話題が出て来た。

「なんだ、突然」

「大学の先輩に聞いたんだ。本庄病院の栗原って医者が来年消化器内科に入るかもしれん、とな」

そう言えば、次郎は信濃大学の外科医局の医局員である。だが内科のことまで知っているというのは解せない。私の顔から疑問を読み取ったように次郎が答えた。

「大学ってのはそういう所だ。来年誰が来るとか、誰が辞めるとか、そういうことが事細かに噂される」

「どうでもいいことではないか」

「どうでもいいことを噂するのが大学病院ってとこだ」

「ますます行きたくなくなってきた。だいたい私は群れるのが苦手な人間だ。そういうところに行くくらいなら、本庄病院でぼろぼろになって働いている方がまだ気楽だ」

「まあな、お前は学生のころからそうだったもんなぁ……」

次郎はいきなり遠い目をする。

「いつだってひとりでふらふら歩きまわって、宴会にも来ねえ、イベントにも手を貸さねぇ。

漱石の『ドサ回り』とかいう古風な本を片手に……」

「まさかと思うが、お前が言っているのは『草枕』のことか？」

「そう、それだよ。その『草枕』片手にいつでもひとり旅だ、まあ初めて会った時から変な奴だとは思っていたが、よもや医局にも入らねえでこんなところで医者続けているなんて思いもしなかったぜ」

なにが言いたいのかさっぱりわからない。だいたい『草枕』をどうひねったら『ドサ回り』になるんだ。このアホウめ。心中で毒づきつつも今ひとつ考えがまとまらないのは、私も酔っているからである。

だがな！　と次郎はいきなり強い声を出した。

「お前は一度大学病院に行くべきだ！」

いきなり至近距離まで顔を近づけて、私を真正面から見つめた。

思わず吐きそうになったのは、この男の顔面のせいなのか、酒を飲みすぎたせいなのか、これも判断が難しい。

「お前は優秀な医者だ。たかが五年で山ほど経験を積んできている。腕はいいし、患者受けもいい。なによりもフットワークが軽い。何かあればいつでも駆けつけるってのは、口で言うほど簡単なことじゃないからな。今日のＥＲＣＰだって驚いた。五年目であれだけ的確に側視鏡を使いこなせるなんて、尋常なことじゃない」

「褒めてもここの酒代は割り勘だぞ」

「たしかにお前は学生時代から変人で名の知れた男だった。講義だって宴会だって『ドサ回り』一冊を片手に、ふらりと現れてふらりと消える。学年一の奇人だった。今だって変は変だ。しかし腕は一級なんだ」

「次郎、勘定は全部お前が払え」

「だがそれだけじゃだめだ。大学でしか学べない高度医療ってのがある。お前ならそれも学んでさらに高みを目指せるんだ。多くの医者に会い、技を磨き、知識を深めるんだ。お前ならできる」

「興味がない」

「それは嘘だ」

どきりとする。

「興味がないわけじゃないだろう。お前は目の前の患者たちを置いていくのがいやなだけだ」

次郎は酔っ払っていると、たまに恐ろしく核心を突いたことを言う。もっとも言った方は明日になったら忘れている上に、素面(しらふ)に戻れば見当はずれのことばかり言う。

「だがもっと遠くを見ろ、一止。そんな感傷に流されて大事な人生を棒に振るのか。もっと高いところを見ろ」

「民間病院の一般内科医は、大学病院の専門医より地位が劣るというわけだな」

「そういう角のある言い方をするな。だが一面の真理ではある」

ならば内科医でけっこうだ、とはさすがに言わぬ。この男が私の身を案じて言っているということだけはわかるからだ。

熱弁をふるっていた次郎の目に、いつのまにかうっすらと涙が浮かんでいる。巨漢の泣き顔をかくも至近で見せつけられては、吐き気がひどくなるばかりだ。

「おれは北海道からこの長野にやってきた。この町はいい町だ。この町でずっと医者をやっていきたいと思っている。だけど同期はみんな都会に行っちまうんだ。あのころいた百人のうち、今何人がこの町に残っていると思う？　悲しいじゃねえか。悲しい時こそ、お前が内科でおれが外科……二人でがっちり組んで、完璧な医療をやりたいじゃねぇか……お前とおれなら……」

呂律(ろれつ)の回らないまま、次郎はいきなりカウンターに突っ伏して気持ちよさそうな寝息を立て始めた。まったくもって勝手な男である。

私は口元を押さえ、ゆっくりと右手を挙げた。

「マスター、トイレを貸してください」

吐き気の原因は、飲みすぎであったようだ。


300号室の膵臓癌の田川さんが亡くなったのは、それから七日後のことだった。

疼痛(とうつう)、吐き気と嘔吐(おうと)、不眠が日ごとに悪くなり、急速に体力を奪われていった結果であった。

私も最後の三日間は泊まり込みで、薬剤の調整にあたった。モルヒネの増量、吐き気止めの座薬、サンドスタチン併用、危険を承知で眠剤も使用した。しかし疼痛のコントロールは困難で、亡くなる十時間前まで腹痛にうめいていた。

それでも時々すっきりと痛みが消える瞬間があるらしく、そんな時は涼しげな瞳(ひとみ)で私を見て、

「先生も大変じゃなぁ。こんな年寄りのみっともない姿に付き合わなきゃならんて」

微笑んだ老人の顔は、〝晴れ晴れ〟という形容詞が似合うほど、明るく穏やかなものだった。

そこには医者も治療も、最先端の薬の効果もことごとくあざ笑うかのような、堂々たる〝命の形〟だけがあった。

水無さんは頻繁に病室を訪れ、氷枕を交換し、体を拭(ふ)き、血圧を測り、薬を確認し……。たった一週間で目に見えるほど痩せてしまっていた。

田川さんは水無さんがくると安心するらしく、しばらく優しげな目で彼女の動きを見守っているが、やがてうとうとと眠りに落ちるということを繰り返していた。

「痛みはなんとかならないんですか？」

水無さんがきつい視線を私に向けたのは、亡くなる二日前のこと。

一日の大半をにぶい痛みにうめいている田川さんを見るに見かねて私に声をかけてきたのだ。

なんと答えたか、はっきりとは覚えていない。ただ医者としてなんだかつまらない理屈を説明したのだろう。少なくとも疲れていた私は、彼女の心中の葛藤(かっとう)を汲んでやるほどの余裕を持ちあわせていなかった。彼女は冷ややかに私を一瞥して背を向けた。失礼なことに、焼肉のお礼など一言も言わなかった。

死期の近い患者で注意すべきモルヒネの副作用は呼吸抑制である。モルヒネの増量に伴って

呼吸が弱くなるのだ。モルヒネを処方する者は、痛みを止めつつも呼吸を抑制しない微妙な量を見つけねばならない。だが田川さんの場合はモルヒネの増量に伴って睡眠時無呼吸が頻回に出現するようになるにもかかわらず、起きている時に痛みが消えることはなかった。

　使いうる限りの薬剤を試みたが、満足できる結果には到達しなかった。

　亡くなったのは、九月も終わりになる日曜日の深夜。

　最後の十時間は静かに眠り、いつのまにか呼吸が止まるという穏やかなものだった。私が二週間必死になって薬の調節を試みていたことなど、嘘ではないかと思えるほど静かな顔をしていた。

　時々見せてくれた、あの涼しげな笑顔が今も鮮烈に脳裏に残っている。

　多くの家族が駆けつけ、誰もがようやく戦いを終えた老人の姿に涙する中で、ひとりの孫らしき少年がじっと私を見つめていた。毅然とした、射貫くような瞳で。

「お前はなにもしてくれなかったじゃないか」

　そんな少年の声が聞こえた気がしたのは、私が疲れているからだろう。まったく馬鹿げたことだとはわかっている。だが理屈ではどうにもならぬ悲哀、向ける方角のわからぬ憤りというものが、たしかに存在する。

　人が死ぬとはそういうことである。

　そいつは、時々忘れたころに私のもとへやってきては、私の自信に鉈を打ち込み、足元を震わせ、感傷という名のなんの建設性もない物思いに私を引きずり込む。

私は改めて実感する。

悲しむのは苦手だ、と。


病院から出ると、冬の訪れを感じさせる底冷えする風が吹き抜けていった。いつものごとく深志神社の境内を歩きながら、胸中に去来するのは、少年のまっすぐな目だった。そして、そこに重なるのは水無さんの責めるような目である。

水無さんの方は、その後一度東西になにやら怒られたようで、直接私に何か言うことはなかった。東西のことだから、無茶なことは言っていないだろうし、何より私はできることは全てやったのだ。恥じ入る必要も自分を責める必要もない。

だが……。

水無さんや少年にとっては、あれが偽らざる感情なのであろう。助けてくれるはずの医者が、なにもしてくれない。偉そうな顔で歩き回っているくせに、痛みひとつうまく治療してくれない……。

無為、無策、無能、無力、無駄、無用……。

私の頭の中を形にならないもやもやした思いが音をたてて渦まいている。渦の中心には「無」という文字がこれ見よがしに大きく強調されてぐるぐる回っている。

どうも今宵はいささか自己嫌悪が過ぎるらしい。

過労とストレスにくわえて細君がおらぬことや、大学医局の問題などが加わり、いつも以上にくたびれているのだろう。

私は薄暗い境内から病院を振り返った。黒々としたデーダラボッチが、今しも立ち上がろうとするようないつもの形でうずくまっている。

もしかして、あれは立ち上がろうとしているのではなく、膝を屈したところなのではないか、などとつまらない考えが脳裏をよぎった。


「御嶽荘」の薄暗い階段を上って、「桜の間」の襖を開けたとたん、いきなり黒髪の少女が飛び出してきた。

驚いて抱きとめる私にかまわず、彼女は薄汚れた私のワイシャツに顔をうずめてぎゅっと抱きついた。そしてしがみついたまま顔だけあげて弾んだ声をあげた。

「おかえりなさい！」

あっけに取られている私を彼女はおかしそうに笑って、言葉を重ねた。

「そして、ただいまです。イチさん」

細君の榛名であった。

細君は、一見すると華奢な普通の女の子である。しかしその実体は、無数のカメラを抱えて世界を飛び回り、数々の驚くべき写真を撮影してくる山岳写真家なのである。

小柄である上に童顔であるからとてもそんな偉人には見えない。今だっていつものシンプルな黒のワンピースを着ただけの少女然とした様相である。少なくともヨーロッパアルプスで一番高い山とやらに登って帰ってきたとはちょっと信じられない。ましてこの身で、とんでもなくたくさんのカメラやフィルムを担いで山を登るのである。

人は見かけによらないものだということの典型的症例と言ってよい。

「お仕事、お疲れ様です」

弾んだ声とともににっこりと微笑んだ。

なんだか薄暗い部屋の蛍光灯が急に明るくなり、冷え切っていた廊下の空気が、2℃ばかり暖かくなったような気がした。いかに人間の五感が当てにならないか証明しているようなものである。

部屋のちゃぶ台には、コーヒーカップが二つ、温かな湯気をあげて置かれている。たかが一週間の間に散らかし放題になっていた部屋が、今は整然と整えられて、「極楽の間」として復活していた。

私はふいに湧き起こる安心感などおくびにも出さず、あえて堂々たる威厳を保って尋ねた。

「旅はどうだった、ムースだったかタルトだったかいう……」

「モンブランのことですか？」

「そう、それだ」

細君は楽しそうに笑った。そしてひとしきり笑ったあと、いつものように私にとっては夢のような不思議な話を次々としてくれるのである。

標高四千メートルを越える山の話、雲海に浮かぶ太陽、想像を絶する大雪渓と、十キロの機材を背負って断崖(だんがい)を越える物語……。

躍動感にあふれた明るい声が心地よく胸に響く。

私は座椅子に腰掛けたまま、目を閉じ、その声に耳をかたむけた。至福の時である。

と、ふいに細君の声が途切れた。

「……誰か亡くなったのですか？」

私は驚いて目を開けた。

すぐ目の前に、覗(のぞ)き込むような細君の黒い瞳がある。

「黙っていても、わかりますよ。患者さんが亡くなったんですね」

「……ハルは読心術もできるのだな」

私は憮然(ぶぜん)とした顔をつくってみたものの、なかなかうまくいかない。

「悲しいことですね」

「……悲しいのは事実だ。だが案ずるな。これが仕事だ。ハルが山に登るのと同じであろう。楽しい時もあれば苦しい時もある」

実に陳腐なせりふしか出てこない。くたびれている証拠である。

「だがハルの声を聞いて元気になった。心配ない」

輪をかけて陳腐なせりふだ。これなら余計なことなど何も言わずに、『草枕』を頭から暗誦しているほうがずっと詩的で美しい。

だがこの素直な細君は、ちょっと驚いたような顔をしてから頬を染めて微笑んだ。それから少し考え込むように首をかしげてから急にすっくと立ち上がった。

「突然ですが、深志神社まで行きましょう！」

まことに突然の提案である。時間は深夜の二時。

「今からか？　遅いし寒いぞ」

「今からです。まだ道真公にただいまの挨拶をしていませんので」

すでに細君はワンピースの上に、紫のカーディガンを羽織り始めている。

「挨拶のできない人になってはいけないと、イチさんがいつも言っていることですよ」

「まあそうだが……」

「ついでにイチさんが背負い込んでいる重い荷物も、少し減らしてもらうようお願いするつもりです」

細君の決断は早い。ぐずぐずと座椅子に座っている私を、形のよい眉をひそめてぎゅっとひと睨みし、

「行きますよ」

と、急き立てた。

外に出てみると、さすがに風が冷たい。

月はわずかに線状の三日月が光るだけで、今にも闇夜に消え入りそうである。街灯の少ない

路地は、真っ暗で道と溝の区別もつけられない。

「おいハル、だいぶ暗いぞ。大丈夫か」

はずんだ足取りで先を行く細君はくるりと回って、まっすぐ空を指差した。

「だからいいんです」

指差すままに空を見上げて、私は思わず息を呑んだ。

満天の星空だった。

どれが北斗七星でどれがカシオペア座かもわからぬほど、明るい無数の星々がちりばめられている。風も雲もない秋の夜空では、星たちはほとんど瞬（またた）きもせず、競うように燦然（さんぜん）と鮮やかな光を放ち、闇夜のすべてを星の光で埋め尽くさんとしているかのようだ。

この小さな町には、星空をかき消す無粋なネオンや看板が少ない。おかげで深夜ともなると都会では絶対に見られないような見事な星空が街中から見えるのだ。学生時代はよく星を見上げて宴会をしたものだが、この数年、忙しさにかまけてすっかり忘れていた。

目が慣れてくると、明るい星たちの間にもさらに別の小さな星が次々と見えるようになり、見上げている間に光の渦に飲み込まれそうになる。私は足を止め、呼吸をするのも忘れてその圧倒的な光の演舞に目を瞬いた。

「モンブランの頂上からはもっとすごい数の星が見えるんです。まるで自分まで星のひとつになって飛んでいけそうなくらい」

細君の声が聞こえる。

優しく、澄んだ、美しい声だ。

「でも」

駆け戻ってきた細君が、いきなり私の胸に飛びついた。

「私はここからイチさんと見上げるこの町の空が一番好きです。一年に一度くらい、こうして散歩できる日がつくれるとよいですね」


細君は懸命に私を励ましているのである。

胸に積もっていた泥のようなわだかまりが、静かに押し流されていく。

〝なんたる失態だ……！〟

私はおのれを叱り付けた。

私としたことがひとり手前勝手に懊悩し、気づいてみれば、長旅からようやく帰宅した細君にねぎらいの言葉ひとつかけていない。ひとり鬱々と感傷のぬるま湯に浸り、固執の酒に酔いしれていただけである。なんと無様なひとりよがりか。

細君が、またぱたぱたと駆け出した。つやのある黒髪が星の光を受けてきらきらと輝いて見える。その輝きを見つめているだけで、無上の温かさが胸に広がっていく。どれほど多忙のうちにあっても、この一時の大切さを見過ごしてはなるまい。

私は束の間躊躇したものの、意を決して大声で叫んだ。

「おかえり、ハル！」

振り返った細君が、少し驚いたような顔をしてから、すぐに幸せそうに微笑んだ。
暗い路地のそこだけが、春の陽(ひ)が差したように明るんだ。

第二話　門出の桜

木曾路はすべて山の中である、と書いたのは島崎藤村である。木曾路に生まれ育ったからこそ書ける名文であろう。

かつての中山道が国道十九号と名をかえた現代になっても、蛇行し、上下し、トンネルと橋を繰り返す道のりが落合宿から贄川宿まで八十キロも続く。高速道路もわき道も存在しない一本道であるから、いったんここに入れば、進むか引くかの二通りしかない山間の隘路である。

藤村の時代には、まさしくことごとくが山の中であったに違いない。

木曾病院の当直から松本平へ戻る車の中で、ふとそんなことを思った。

季節は十一月初旬。

束の間の秋はすでに終わり、そろそろ冬将軍という招かれざる客人が、信州の山野を跳梁し始める季節である。木曾の山野は針葉樹のかたい葉で守りをかため、すでに冬支度を終えた様子だ。私はと言えば、いまだに春から着古したシワだらけのワイシャツ姿で、木曾の冷気が寒いことこの上ない。何十回と往来する季節を味わいながら、いつまでたっても冬支度に手間取るのは、自然界でも人間くらいのものであろうとわけのわからない感慨にふけった。

途中、木曾十一宿のひとつ奈良井宿で車を停めた。早朝七時前の宿場町に人影はない。森閑とした町並みにふらりと足を踏み入れれば、たちまち江戸期の中山道に迷い込んだような不思議な錯覚にとらわれる。色褪せた軒灯、木格子の扉、重なり合うように連なる瓦屋根とその向こうに見える鎮守の森。そういったものが朝霧にかすんで一幅の水墨画のように幻想的である。「木曾の大橋」の上で立ち止まると、底冷えのする早朝の冷気がじわりと身にしみ、吐く息が白いことに気づいた。

木曾病院の当直は朝六時で終わり、そこから二時間弱で松本平まで戻れる。本庄病院の九時の外来に間に合えばよいのだから、少しばかり余裕があるわけだ。

こういうわずかな余裕がある時に慌てて職場に戻るのは愚の骨頂である。朝霧にかすむ木曾の路傍で、缶コーヒーの一杯も味わう時間があってよいだろう。

ひと気のない宿場の軒下に腰をおろし、のんびりと一息ついたところで、いきなり携帯電話が不快な呼び出し音を響かせた。ため息交じりに取りだして着信ボタンを押したとたん、聞きなれた声が飛び込んでくる。

〝本庄病院の東西です。栗原先生ですか？〟

「おかけになった電話番号は、ただいま使われて……」

〃バカなこと言ってないで。安曇さんが下血したの！〃
熟睡しているところを、いきなり叩き起こされたような衝撃である。
「安曇さんというのは３０２号室の安曇さんか？」
〃そうよ、胆のう癌で入院している３０２号室の小柄な、丁寧で優しい性格の安曇さんよ！〃
珍しく東西が慌てている。槍（やり）が降っても雹（ひょう）が降っても、私が発作性心房細動で倒れてもまったく動揺しなかった東西が、珍しく慌てている。
「状況は？」
〃血圧は95の40、脈拍は１０８、意識レベルは今のところ落ちてないわ。五分前のラウンドで、看護師が気づいたの。ベッドのシーツまで汚れるほどの出血〃
血圧が低めなのはまだしも頻脈（ひんみゃく）が出ている。赤信号だ。
「血算と生化学をとって輸血の準備。それから砂山ドクターに連絡。私が戻るまでの一時間は、やつに指示をあおげ」
〃砂山先生に？　でもまだ朝の七時よ〃
「あいつはいつも六時には病院に来ている」
とりあえず缶コーヒーを一息に飲み干して、そのままゴミ箱に放り込んだ。
「五十分で戻る。やつにはそう伝えてくれ」
〃わかったわ〃
電話を切ろうとしたところで、ふいに東西の声が聞こえた。

〝運転気をつけて。こっちは何とかするから、慌てて事故ったりしないでよ〞
こういうところが東西のえらいところだ。
「優しいな、しかし前にも言ったかもしれんが、私は妻のある身だぞ」
いきなり電話が切れた。

胆のう癌と下血。

普通は直接関連する疾患とは考えにくい組み合わせだ。しかし私の脳裏にいやな予感がこびりついていた。

奈良井宿を出て四十分で本庄病院に到着した。少々速度オーバーな数値だが、緊急事態ゆえだ。やむをえぬ。そのまま南3病棟に駆けつけると、砂山次郎がいつもの真っ黒い巨体で、シャーカッセンの前に仁王立ちになっているのが見えた。

「次郎」と呼びかけた私に、黒い顔が動いた。

シャーカッセンに並べてあるのは腹部のCTフィルムだ。いつもは不必要に陽気な次郎が、今は厳しい表情でフィルムを見つめている。顔色もよくない、と言いたいところだが、黒すぎて色はわからない。

「今CTを撮り終えたところだ。患者のほうはとりあえず輸血を開始して落ち着いた。止血剤も追加して、今のところ下血も止まっている」

それよりも、と次郎がＣＴを示した。

「こいつはまずいぞ」

肝臓の真下に白くうつる巨大な腫瘍塊。二ヶ月前のＣＴと比べて、ふた回りは大きくなっている。そして巨大化した腫瘍が下方に成長し、横行結腸の壁を食い破って広がっている。

「やはり……」

胆のう癌の横行結腸浸潤……。

癌が直接大腸に食いついて、そこから出血しているのだ。

「前のＣＴと比べてみたが、こいつは本当に同じ患者のＣＴか？　すさまじい速度で腫瘍が増大している。もう一ヶ月ともたん」

次郎の言うとおりだった。

胆のう癌は元来が成長の速い腫瘍である。症状が出にくいために発見が遅れることとあいまって、進行期ともなると生存期間がかなり短い疾患である。だがそれにしてもこの胆のう癌は速い。胆のうから広がった癌が周囲の内臓に次々と食らいついて広がり暴れまわっている。これでは腹の中に猛獣を一匹飼っているようなものだ。

「次郎、とりあえず助かった。感謝する」

「それには及ばん。お互い様だ。だがこいつをどうする？」

「考える」

「考えたところで治療法があるのか？」

「治療法を考えるのではない」

私は写真の中の癌巣を睨みつけたまま語を継いだ。

「本人にどう話すかを考えるんだ」

私は医者である。

治療だけが医者の仕事ではない。


302号室へ向かって歩きながら、安曇さんが二度目に私の外来にやってきた日のことを思い出していた。

あの日、安曇さんは本当にすまなそうな顔をして座っていた。

外来の診察室で、私は大学病院からの返書を握り締めて、うまい言葉のひとつも見つけられず、ただ黙って手元に目を落としていた。

先月、偶然人間ドックで胆のう癌が見つかったばかりであった。病変自体はけして大きくはない。だが場所が悪く、肝門部という非常に手術がやっかいな部位にあった。

それでも手術が可能かもしれないと望みをかけて大学病院への紹介状を書いたのが、その一週間前のことだ。そしてあの日、私の外来に戻ってきた安曇さんは、黙って大学からの返書を私に差し出したのである。

「やっぱり手術は無理だそうです」

すまなそうに安曇さんは微笑んだ。小柄な体がより一層小さくなったように見えた。

返書には「手術不能と判断。本人にもすべて説明いたしました」と、じつに簡単な文章が記してあった。

すべて説明？　どんなふうに？

「先生には、いろいろ面倒かけて申し訳ありません」

安曇さんは深く深く頭をさげた。そしてそのまま頭を上げもせず、

「あと半年の命だと言われました。治療法はないから、好きなことをしてすごしてくださいと」

語尾がかすかに震えていたのを私は聞き逃さなかった。

安曇さんは今年七十二歳、早くに夫を亡くし、子供も親戚もいないひとり暮らし。たったひとりの孤独な患者に、いきなり「好きなことしてすごせ」と言ったのか。

どこのアホウな医者だ！

そういう大切な話をする時にこそ、時間をかけて関係を築かねばならぬのだ。初診の外来でいきなり、よりによって「半年で死ぬから今のうちに好きなことをしろ」とは……。

胸中に湧き上がる憤激は、たやすく押さえられるものではない。ほとんど返書を握りつぶそうとしていた私に、安曇さんの小さな声が聞こえた。

「私、ここに戻ってきたらいけませんか」

私が何か言うより早く、安曇さんはさらに言葉を重ねた。

「また私を診てはいただけませんか、先生」

言葉とともに、ぽたりと落ちたものは涙であった。

癌だと告げた時も、痛みが出た時も、けして悲しみを表に出さず穏やかだったあの安曇さんが泣いていた。

私は涙に濡れる安曇さんの手をとって、ものも言わずに大きくうなずいた。

励ましや慰めなど陳腐にすぎて言葉にできるはずもない。この涙に釣り合う言葉など、私の持ちうる全ての語彙をもってしてもあり得ようはずがなかった。

しばらくしてようやく口をついて出た言葉は、まことに間の抜けたセリフであった。

「次の外来はいつにしましょうか」

それでも安曇さんは、顔をあげて笑ってくれたのである。


午後になって雨が降り出した。

ただでさえ底冷えのしていた外気が、さらにぐっと気温をさげたようだ。窓のサッシに水滴がつき、白く曇って外は見えない。

「先生、いつもすいませんねぇ」

ベッドの上で、安曇さんがいつものように少しすまなそうに笑った。

顔色は良くない。すぐ横にぶらさがった輸血パックの赤と不吉なコントラストをなしている。

ずいぶん頬がこけ、手も細くなっている。癌は着実に安曇さんの命をむしばんでいる。

「先生、今のところ出血は止まっているみたいです、私は大丈夫ですよ」

まるで医者と患者の立場が入れ替わったように、私を安心させようと笑う。私はベッドサイドの小さな椅子に腰掛けた。

ふいに安曇さんは、ふふっと声を殺して笑った。

怪訝な顔をする私に、

「いえね、何だか先生も顔色悪くって、私みたいだと思ったんです」

思わず苦笑した。そういえば木曾病院の当直で昨夜は一睡もしていない。顔も洗っていないし髭も剃っていないのだから、さぞかしみすぼらしい顔をしていることだろう。

「癌はだいぶ大きいですか?」

不意打ちである。

わずかに戸惑った私の目を、安曇さんの穏やかな目が見返した。凪の海原のように静かな瞳だ。少なくとも絶望に打ちひしがれたり、パニックに陥ったりしている人間の目ではない。

その優しい目のまま安曇さんは告げた。

「私は大丈夫です。それよりちゃんと自分の余命を知っておかなくちゃなりませんから」

私はうなずくと、ゆっくりとかいつまんで話し出した。

胆のう癌が予想以上の速さで大きくなっていること、それが大腸の壁を傷つけて出血させていること、現時点では有効な対処法はなく経過を見ざるを得ないこと……。ただひとつ、あと一ヶ月はもたない、ということは言わなかった。

安曇さんは黙って最後まで話を聞いたうえで、小さく何度かうなずいた。

「いいんです。これでいいんですよ、先生……」

自分に言い聞かせるように、つぶやきながら遠くを眺めやる。

「私、死ぬまでここに置いてもらえるんですか？」

私は黙ったまま大きくうなずいた。安曇さんは、少しだけ安心したように微笑んだ。

「先生は、ほんとに優しい人ですね……」

私はただ黙って見守る。ほかに何ができるであろう。気の利いた言葉のひとつも出てきはしない。黙したまま、そばに座ってうなずいているのが関の山である。

それからしばらくして、安曇さんは疲れたように寝息を立て始めた。

小柄なひとりぼっちのおばあさんは、いつも以上に小さく見えた。


どうしたものか……。

夜半の病棟で、私は頭をかきまわした。

田川さんが逝き、安曇さんが悪化している。こういう時にはどういうわけか、ほかにも具合の悪くなってくる人がいて、ちらほらと熱を出したり苦しがったりしているお年寄りが出ている。こういうのを「手を引く」といって、亡くなった人がさみしがって仲間を呼んでいるのだ、と言う人がいるが、少なくとも田川さんはずっと会いたがっていた奥さんがあの世にいるのだ。

わざわざこっちの世の中に出てきて、見知らぬ人を引っ張っていくほど物好きではあるまい。

つまらぬことを考えていたら、いきなり目の前にコーヒーカップが置かれた。

「ああ、いつもながら気を遣わせてすまぬな。東西のおかげで……」

顔をあげて驚いた。立っていたのは水無さんである。栗色の髪を肩のあたりで切りそろえたショートカットがよく似合っている。いつもはその栗色を揺らして病室を駆けまわり、明るい笑顔を振りまいている彼女が、今日は妙に冴えない顔をしている。なにやら物言いたげな浮かぬ顔で、私の顔にちらちらと視線を向けてくる。

「どうかしたのか？」

「この前は、すいませんでした」

いきなり深々と頭をさげた。

要点が飲み込めない。

とりあえずコーヒーを一口飲んでみたが、東西のにはまだだいぶ及ばぬ味だ。

「なにか私に悪いことをしたのか？」

「田川さんのことです。私、先生に色々えらそうなこと言って……。最後の三日間は先生ずっと泊まり込んで必死に痛みを取ってあげようとしていたって、東西主任に聞きました。私なんか自分の勤務の時だけ働いて、仕事が終わったら家でゆっくり寝てたりして、あんまり勝手なこと言ってたんだって今さら……」

「それは当たり前のことだ」

私はむしろ憮然として答えた。

「看護師まで徹夜で働くようになったら、そんな職場など、気持ち悪くてやっておられん。だいたい私は、医者も数を増やして二交代制で働くという未来を熱望している人間だ。泊まり込むことがすなわち良いことだ、などと勘違いしては困る。そんな妙な落ち込み方をしている暇があったら、もっと自分を褒めてやればよろしい」

要するに、君はよくやったのだ、ということなのだが、なかなか日本語は難しい。どこまでうまく伝わったのか、水無さんは微妙な顔をしている。やむを得ず追加する。

「田川さんは水無さんがいる時だけは安心して過ごしていられた。緊張感がとれて眠ることもできたのだ。それは私にはできぬ役割だ。要するに君はたいしたものだということだ」

私の熱弁を聞いてしばしきょとんとしていた水無さんは、ふいにくすりと笑った。

いやな予感がする。

「私、東西主任が何を言っていたのか、少しわかったような気がします」

どうせわからなくても良いことなのだろう。

「先生は、口が悪くて身だしなみも適当で、変なしゃべり方でなんだか難しい言葉ばっかり使って何を言っているのかわからないことがたくさんあるけど、患者さんのことだけはとても真剣に考えているんだって」

「今の発言を顧みるに、褒め言葉よりけなし言葉のほうが多いようだが……」

「だって東西主任が人を褒めるなんて滅多にないんですよ。私なんて褒められたこと一度もないんですから」

東西は私の前では、ずいぶん水無さんを褒めていたようだがまあいい。そこまで私がこの子に気を配ってやる筋合いはない。

「変だ変だと言われたところで仕方がない。これが私だ。私はいつだって真剣だ」

「知ってます。いえ、今はわかります」

水無さんはにっこり微笑んだ。いくつかの誤解があるような気がして、甚だ不安ではあるが、まあ本人が納得しているのだから良いのだろう。

水無さんは、これからもよろしくお願いします、と明るい声で言って頭を下げた。明るいことは良いことなのだ。コーヒーがもう少しうまくなるともっと良い。

ふと思い出して、私は立ち去り際の彼女を呼び止めた。

「突然だが、水無さん、砂山次郎という男をどう思う？」

「す、砂山先生ですか？」

振り返った水無さんの頬が赤らんでいる。

赤らんでいる？

なぜ？

「い、いい先生だと思います。とても」

みるみる耳まで赤くなった。

水無さんはそのまま何も言わず、ぱたぱたと走り去ってしまった。

あの黒い怪獣の姿を思い出して恐怖で青くなるならまだわかるが、赤くなる女がいるというのは解せない。まあ解せないことなど世の中には山ほどあるのだ。あまり深く考えるのはやめておこう。時計を見るともう夜の十二時である。安曇さんの容態も落ち着いている。今夜はもう帰るとしようか。

とぼとぼと夜中の帰路に松本城に立ち寄った。いつの間にか雨はやみ、雲間に月が顔をだしている。

松本城の外堀を渡り黒門前をすぎ、天守を仰ぐ内堀にそってゆるりと歩く。ちょうど内堀が直角に曲がっている辺りが、城がもっとも美しく見えるポイントである。左に乾小天守（いぬいこてんしゅ）、右に月見櫓（やぐら）を従えたこの城は、威風堂々たる姿でどっしりと大地に根を下ろしているように見える。そのポイントに、三脚をすえてシャッターを切っている可憐（かれん）な姫君の姿を見つけた。

言うまでもなく我が細君である。

光度計をつかって明るさを計り、絞り値を決めてピントを合わせ、シャッター速度を確認して、しずかにシャッターを切る。ときどき角度を変えたり三脚を少し動かしたりしているが、いずれの動きも流れるように美しく、無駄がない。こういう時には、細君が本物の写真家であることを実感する。田舎町の病院であくせく働く私と違い、彼女は世界をまたに掛けて飛び回る有名写真家なのである。

砂石を踏みしめつつそばへと歩いていくと、細君が私に気づいて手を振った。

「お帰りなさい、イチさん」

「ただいま、と言いたいところだが、ここは我が家ではないぞ、ハル」

くすりと細君が笑う。

「待っていてくださいね、もう少しで撮り終わります」

「別に急がずともよい」

どちらかというとこんな遅い時間にひとりで写真を撮りに来ていることのほうが心配なのだが、なにせ彼女は十キロの機材をかついで四千メートルを登るのである。きっといらぬ心配というやつなのだろう。

ニコンの一眼レフをしまい、ライカのM6で数枚を撮影すると、どうやら今日の仕事は終わりのようである。手際よく自分の背丈ほどもある三脚を折りたたんでいく。

やがて仕度を終えて帰路についた。

「よい写真は撮れたか」

「まだまだです。なかなか良い月が出ませんので」

「月に良し悪しがあるのか?」

「ありますよ。空の向こうには、良いお月様と悪いお月様がいて、どちらが出てくるかは実際に会うまでわからないんです」

楽しそうに細君が語る。

「今日はどちらの月なのだ」

「あんまり良くないほうです」

何気なく頭上を見上げてみたが、浮かんでいるのはなんの変哲もない下弦の月だ。特別悪い奴には見えない。

「そうそうイチさん」

ふいに細君がぽんと手をうった。

「学士さんは、引っ越しされるんですか？」

「学士殿が？　なぜ」

「今朝、庭で本を焼いていたんです。結構たくさん。学士さんってすごく本を大事にしていた人だから、どうしたんですかって聞いたら、もしかしたら出て行くことになるかもしれないからって……」

そんな話は聞いていない。

つい先日、私が出て行くや否やの話でずいぶん引き止められたものである。いきなり学士殿が出て行くことになるとも考えにくいが……。

妙な予感が胸中を駆け抜けた。

その予感をくみ取るように、ふいに不安げな瞳を細君が向けた。

「いつまで皆さんと一緒に暮らせるんでしょうか」

「唐突にどうしたのだ？」

「だって、御嶽荘ってちょっと変わった人たちが集まっていますから、近所の人とかの評判もあんまりですし……。学士さんとか居心地が悪くなって、いなくなってしまうかもしれません……」

細君の憂いはあながち的外れではない。

御嶽荘の評判はしごく微妙な状況であるのだ。なにせ、出入りしている人々が尋常ではない。外部から見れば、私や細君も含めて、さぞかし怪しげな人間の集まりに見えることであろう。

「案ずるな、ハル」

私はつとめてはっきりと答えた。

「世人がなにをぼやこうが、我々はひとつ確かなことを知っている」

細君のまっすぐな視線を頬のあたりに感じつつ、私は月を見上げてひとり首肯(しゅこう)した。

「あそこに住まう人々が皆一様に、懸命に生きようとしている人々だということだ。無論、我々も含めてな」

御嶽荘は不思議な空間である。

まるで世の中に適合しきれなくなった人々が、さまよい歩いた先に見つけた駆け込み寺のような様相が確かにある。だが、寺と大きく違うことは、訪れた人々はけして世を儚(はかな)んで出家などせぬということだ。彼らは再び世の中という大海原に向けて船を出す。難破を恐れて孤島に閉じこもる人々ではない。生きにくい世の中に自分の居場所を見つけるために何度でも旅立つ人々だ。そういう不器用な人々を奇人と噂するのは、生きることの難しさを実感したことのない凡愚の妄言である。

この思いは、御嶽荘に住まう人々の共通の誇りと言ってよい。

誰もが皆、誇り高き路傍の人なのだ。

「男爵も学士殿も、いずれそれぞれの道へ旅立ってゆくだろう。しかしそれは祝うべきことなのだ。御嶽荘はそうやって多くの人々を見守ってきた。我々とて、あそこがなければ出会うことすらできなかったではないか」

ふとわが胸中に、懐かしい記憶が去来した。それに呼応するように細君が、やわらかな微笑みを浮かべた。

「もう三年になりますね」

「そうだ。ハルと初めて出会ったあの日のことは、今でもよく覚えている」

私は、頭上の月を仰いだまま目を細めた。

「あの日はひどい雨であったな」

ふいにはるか遠くから、降りしきる雨音が近づいてくる心地がした。


今から三年前の、ある夏の日の話である。私が医者になって一年半が過ぎようとしており、ようやく過酷な研修医生活にも体が慣れ始めていた頃合いであった。

その日、珍しく病院から早い時間に帰宅した私は、さっそく「野菊の間」に押し掛け、夕刻から男爵と学士殿と酒宴を開始していた。午前中から小雨が降り続いていたが、それも午後からは、松本平ではあまり見ないほどの大雨になっていた。

外には激しい雨音が響き、内には我らの笑声が満ち溢れ、まさに宴たけなわの頃合いに、ふいに玄関口から女の声が聞こえたのである。

「男爵も学士殿もずいぶん酔っていたからな。そんなものは空耳だと言い張ったのだが」

語りながら視線を傍らへと巡らせれば、細君が優しげな瞳で見返している。

「なぜか、私にはそう思えなかったのだ。愚にもつかない激論を交わした末、結局、三人打ち揃って玄関口まで出て行くことにした」

野菊の間を出て、薄暗い廊下を抜け玄関口までやってきた我々は、一同そこで呆然として立ちつくしたのである。

「私、本当にひどい格好をしていましたから……」

細君は小さく微笑んでから、少し恥ずかしそうに目を伏せた。

我ら三人が見たのは、自身の背丈ほどもある巨大なリュックを背負い、全身濡れネズミのようになって入り口に立っているひとりの少女であった。

「あの時の驚きは一通りではなかったぞ。初めての当直の夜に、吐血の患者に出会った時と同じくらいに驚いた」

「私だって驚きましたし、とっても困りました。駅前の不動産屋さんでもらった地図を頼りに、大雨の中を歩いてようやく御嶽荘に着いたのに、出てきた方たちは皆さんなんだか様子が変で……」

「全員、完全に酔っ払っていたからな」

「男爵さまは壁に向かって何か話しかけていますし、学士さんは私を見て〝ここに来てはいけない、ここに来てはいけない〟ってしきりに手を振ったりして……」

私は苦笑した。ひどい有り様である。

あとで大家さんから聞いた話であるが、その数日前から、キッチンの共同掲示板には「近日入居者あり」の張り紙がなされていたらしい。むろん、そんなものをいちいち確認する我々ではない。

突然の珍客に戸惑った我々は、三者三様に無様な酔態をさらしただけであった。

「あの時、別の家を探しに戻ろうかって、少し本気で考えたんです」

「正常な判断だ。私がハルの立場なら、迷うことなく雨の中へ引き返していたであろう」

「でも」

細君はふいに顔をあげて私を見た。

「イチさんは、ずぶ濡れの私を見て、すぐにどこかに駆けだして行きました。そして戻ってきた時には、大きなタオルを一枚持ってきてくれましたね。それがとっても嬉しかったんです」

そう言って、細君は花が咲いたように明るく微笑んだ。

この笑顔に会えるなら、タオルの百枚や二百枚、万難を排して届けてみせようというものだ。

胸中では破顔しつつも、とりあえず外面だけは気難しい顔をしている私の耳に、細君の澄んだ声が響いた。

「あの時イチさんが、真剣な顔をして言ってくれた言葉を今も覚えています」

「なにか言ったのか？」

細君は小さくうなずくと、私の声音をまねるように声を低めて、

「〃大丈夫です、止まない雨はありませんから〃って」

「支離滅裂だな」

「そんなことはありません」

ため息をつく私に、細君はぐいと手を引いて語を継いだ。

「だってびしょ濡れになって困っている私を、一生懸命励ましてくれているんだって、すごく伝わってきましたから。私、とっても感動したんですよ」

それが、私と未来の細君との初めての出会いであった。

片島榛名と名乗った彼女は、職業が写真家であることと、その日から二ヶ月間、北アルプスの写真を撮るために東京から来たことを告げた。部屋は二階の「松の間」。我が「桜の間」の隣であった。

私は週の半分は病院に泊まり込む生活であるし、彼女はしばしば北アルプスの山荘に出かけて行って帰らない生活であるから、互いに接点などほとんどないはずなのだが、運命の神様は絶妙のタイミングで我らを引き合わせてくれた。なけなしの勇気を総動員して彼女を食事に誘ったり、男爵や学士殿を交えて四人で盛大に酒宴を張ることもしばしばであった。修羅場の職場からなんとか一日の休暇を手に入れて、二人で上高地に出かけたのもこのころである。

やがて期日の二ヶ月が近づいたころ、廊下で見かけた彼女に私は何気なく問いかけた。

「もうすぐ行ってしまうのか」と。

口調だけは何気ないが、胸中で流す涙はいかばかりか。積み上げた二ヶ月間の美しい思い出が走馬灯のように駆け抜け、このままこの可憐な娘を拉致(らち)して「桜の間」へ閉じ込めてしまおうか、などという不届きな考えまでもが頭をもたげた。

しかし、返答は意外なものであった。

少し首をかしげ、考え込むように沈黙したあと、彼女は静かに答えたのである。

「もう少し、ここにいても良いでしょうか」

たっぷり五秒間は沈黙が続いたであろう。

私はしばし呆然とその美しい瞳を見返し、やがて胸中で高々と鳴り響く凱歌(がいか)に身をゆだねつつも、声音だけは穏やかに問うた。

「東京へ戻らなくてもよいのか？」

「写真のお仕事はここでもできます。むしろここの方が良いくらいです。それに……」

「それに？」

「帰る場所があるわけではないんです」

その時一瞬だけ見せた寂しげな瞳を、私は今も克明に覚えている。

彼女は幼くして身寄りをなくした孤独の人であったのだ。子供のころから東京の遠い親戚の家で育てられながら、どうしてもその家に、自分の居場所を見つけることができなかったのだという。東京の美術大学を卒業し、写真家として働き始めて二年が経過していた。御嶽荘での生活は、そんな彼女に、家を出て自立するためのほどよい機会をもたらしたのであった。

　それから私と彼女が結婚するのに二年、結婚してから一年、合わせて三年の月日が過ぎていた。

　あのころは、半人前の研修医に過ぎなかった私は、研修医に指導ができるくらいの内科医となり、山岳写真家の細君は活躍の場を世界にまで広げつつある。

　ずいぶんと様変わりをしたものだ。


　私はふと現実に立ち返って目を細めた。

　道ゆく先に、いつもと変わらぬ御嶽荘の明かりが見えたのだ。

　手入れの行きとどいた軒の並ぶ住宅街の片隅に、梅の巨木を従えた陋屋が、場違いな貫禄で座している。

「もとよりあそこは、地に根をおろして永住する場所ではない。あくまで仮の宿だ。我々も出て行く時期というものを考えねばならないのかもしれないな」

　御嶽荘の古びた看板から、傍らの細君へと視線を戻した。

「ハルは引っ越したいか？」

　私の言葉に、彼女は慌てて首を左右に振った。

「私、いられる限りあそこにいたいです。皆さんのこと大好きですから」

迷いのない返答に私もおおいに頷(うなず)き返した。両者に異存がないのであれば、慌てて越す国もあるまい。いまだ霧の晴れぬ人生だ。濃霧の中に慌てて船出をして、港を出たとたんに座礁をしていては話にならない。

私はふいに思い出したように語を継いだ。

「学士殿のことは、またいずれ私のほうから確認しておこう」

彼が御嶽荘を出ていくとすれば、それは成功を収めた時であるはずだ。そうであるなら祝杯をあげねばならない。船出の友を引きとめるほど我らは無粋ではない。

だが、黙って出ていくことだけは勘弁ならない。帆柱を引き倒してでも一献(いっこん)あげるまで船出はさせない。

一抹(いちまつ)の寂寥を感じつつも、私は語調を明るくしてつけくわえた。

「どれほど明るい前途を見出(みいだ)したかはわからぬが、我らを置いてひとり勝手に栄光の空の下に出て行くなど、看過しえぬ事態だ。学士殿を見つけたら、厳しく問い詰めるとしようか」

私の声に、細君の華やいだ笑声が答えた。

しかし、そんな軽口を叩いていた自分の愚かさを、私は数日後に思い知ることになる。

翌日は朝から外来である。

例によって待合室は、ラッシュ時の駅のホームのように、行きかう人々で混雑を極めている。

こういう下町の野戦病院には、近隣からとにかく手当たりしだい多くの患者がやってくるのだ。

私は外来が苦手である。理由がある。

こういう病院の消化器内科患者の半数近くがアルコール関連であるからだ。どいつもこいつもひと癖もふた癖もありそうな曲者たちが今日も列をなしている。

たとえば、
症例①、六十五歳、男性
「大村さん、かなり肝機能が悪化していますが、今どれくらい酒を飲んでいるのですか?」

じろりと睨みつける私に、おじさんは少しばかり恥ずかしそうな顔をして、

「もうだいぶ減らしたんですよ、先生。今じゃ一日二合くらい」

「二合でもいささか多いですが、それだけではないでしょう。実直な私は騙せても、血液検査は騙せませんよ」

「まぁ、たまには三合いく時もある……かな」

「たまに三合? 場合によってはつい四合、なんて言うつもりじゃないでしょうね」

「まぁ……、ついつい間違って四合の日もなくないけど……。でもまれだよ、先生」

「でも孫の誕生日とかだったら、うれしくなって五合?」

「そりゃ五合」

症例②、八十二歳、男性

「旭さん、まだ飲んでるね？」

悪化している血液検査値を確認して、私はじろりとじいさんを睨む。しかしじいさんは不思議そうな顔をして、

「やめましたよ、先生。あれから一滴も飲んでねぇ」

「一滴も？」

「一滴も！」

じいさんは断固たる表情で応答し、連れ合いを顧みる。

「なあ、ばあさん。わしゃすっかり酒をやめたよな？」

「そうですねぇ、あれからは焼酎の瓶は全部人にあげましたし、飲むのは麦茶とビールだけに限っておりますよ」

にっこりと、安心しきった顔のおばあさん。耳を疑った私はおそるおそる確認する。

「今、なんと？」

「焼酎の瓶は全部人に……」

「そのあとです」

「飲むのは麦茶とビールだけです」

症例③、二十八歳、女性

「桐さん、もういい加減に酒をやめないと、肝臓も膵臓もぼろぼろですよ」

「いいのよ！」

桐さんは、いきなり大きな声をあげる。診察室に入ってきた時点ですでに酔っている。足はふらついているし、椅子に座ってもふてくされた顔でゆらゆら揺れている。

妙齢の女性がほろ酔いになっている姿はなにやら魅惑的であるが、桐さんの場合は最初から泥酔である。どうやら夫婦間になにか大きな問題をかかえていてそれを忘れるために酒に逃げているようだが、そこに足を踏み入れてはいけない。このあとにも三十人の患者が診察を待っている。

「よくはないでしょう。私はあなたの身を案じて言っておるのです」

「なによ、優しいこと言っちゃって。安っぽい同情なんていらないわよ」

「いい加減にしなさい。私が同情するとしたら、泥酔しているあなたではなく、無闇(むやみ)に飲まれる酒のほうです」

「なによそれ。私と酒とどっちが大事なのよ」

「わけのわからんことを言わんでよろしい。とにかく酒をやめなさい。このまま続ければ、命に関(かか)わります」

「いいわよ。死んでやるわよ。そしたら少しはあの男も、私の大切さを思い知るわ」

どうやら主治医を内科から精神科に変更したほうがよさそうである。

「ああ、このままお空にでも飛んでいければいいのに……」

桐さんは、つぶやくや否や、いきなり右手を頭の上でぐるんぐるんと振り回し始めた。看護師はびっくりして壁ぎわまで避難している。

「き、桐さん、なにを……？」

「タケコプターよっ！」

「は？」

「私の右手はタケコプターなのよ！」

症例④、五十四歳、男性
「先生、やっぱり酒はやめられません」

凄みのある顔で、横田さんはぽつりと答えた。目はわずかに黄ばんでいて、黄疸の兆候が出ている。

「しかし横田さん。やめなければ命に関わります。今ならまだ肝臓がもとに戻る可能性は十分にあるのです」

「……先生は酒を飲む人ですか？」

唐突な質問である。

「それは、若干は……」

事実を言うと、かなり飲む。

「じゃ、先生は酒をやめろと言われたら、やめるんですか？」

「……もちろんです」

不意打ちをくらってわずかに返答が遅れたが、私は悠々とうなずいて見せた。

横田さんは黄ばんだ目でしばし天井を見上げていたが、やがて、

「先生、世の中には二種類の医者がいるんです」

もとはやくざな世界に身を置いていたという横田さんである。ぽつぽつとつぶやくように話す姿に迫力がある。

「酒を憎んでいる医者と、酒を愛している医者です」

にわかに視線を私に向けて言った。

「酒を憎んでいる医者は、そんなタイミングじゃ答えませんぜ」

ゆらりと立ち上がった横田さんは、そのまま扉のほうへ歩き出した。出て行く直前に、肩越しに私を顧みてぽつりと一言。

「先生もお大事にな」

いったいなんなのだ。

どいつもこいつも、病院になにをしに来ているのか。

疲れてくると、アルコール常習者どもが、徒党を組んで私をやりこめに来ているのではないかというバカげた妄想に陥りそうになる。

むろん全員がそういうわけではない。だが、こういう曲者がいることは事実である。

医局中に響きわたる馬鹿笑いに、私は眉をひそめた。

私の外来の惨状を聞いた砂山次郎が爆笑しているのである。

「そいつはおもしろい。どいつもこいつもお笑い番組級のおもしろさだ。やっぱり類は友を呼ぶってやつか？」

「次郎、口を閉じ、目をつむって、そこの窓から飛び降りてくれ。たとえ世界中が悲しんでも、私だけは腹の底から喜んでやる」

苦々しい顔のまま睨みつけたところで、この黒い化け物がささやかなりとも心を改めるわけもない。

「早く大学病院へ行け。そうすりゃそういう患者はいなくなって、もっとやり甲斐のある仕事につけるぞ」

「うかつな男だな。ここでの仕事がやり甲斐がないと言うつもりか」

「理屈を言うなよ。おれはお前を心配しているんだ。お前は大学へ行くべきだ」

私は黙殺した。

黙殺したところでこの男がわずかでも自身の浅慮を省みるかと言えば、そんなはずもない。

いつものごとく砂山ブレンドをさもうまそうに飲んでいる。ご丁寧に私の分まで淹れてデスクに置いてくれてあるが、今日の私は当直明けではない。当直明けでないまともな判断力のある時に、こんな不気味な液体が飲めるはずがない。私は一瞥しただけでカップの存在を無視した。

おおそういえば、と急に次郎がまじめな顔になった。

「安曇さんの様子はどうなんだ、あれから」

「どうと言っても、なにかができるわけではないのはお前も知ってのとおりだ。とりあえず下血は止まっているし、本人は落ち着いている」

「そうか。いいばあさんだな。おれが駆けつけた時も、しきりに面倒をかけてすまないとか言っていた。自分が死にかけてるのに、あんなに人に気を配れるってのは、大したもんだ。いい人から死んじまうってのは本当なんだな」

次郎がため息をついた。この男、根は優しい。私としては、感傷にふける黒い大男を見ると、たちまちからかいたくなる。

「その理屈でいくと、お前はずいぶん長生きしそうだな。じつに残念だ。もう少しいい人間になって早死にしてくれると、二重に世の中のためになるぞ」

「素直じゃねえなぁ。本当に死んじまったら、おれに会いたいって言っても会えなくなるんだぞ。お前のことだからきっと寂しくなって……おい、一止！」

大声で呼び止める次郎の声を無視して、医局を出た。

アホウをからかおうとして、かえってくたびれただけだった。

安曇さんには家族がいないということは、先に述べた。だがしかし、誰も見舞いに来ないわけではなかった。

東西が、金曜日の昼に必ず現れる不思議な老紳士の話をしてくれたのはつい先日のことである。グレーの皺のないジャケットに紺のネクタイを締め、少しくたびれた中折れ帽をかぶった老紳士。病棟のエレベーターから出てくる時に、こっこっと独特な木のステッキの音が聞こえるのが印象的なのだそうだ。

老紳士は必ずナース・ステーションの前で帽子をとってお辞儀をし、それから302号室へ向かう。

病室ではいつも安曇さんに丁寧な口調で話しかけ、立ち入ったことも聞かず、一時間をすごしてそのまま帰っていく。どうやら、家族や親戚などではないらしい。しかし足りない服を届けたり、洗濯物を持って帰ったりと、まるで夫のような振る舞いもしている。安曇さんも安心して所用を任せている様子があり、看護師の中にはてっきり夫婦だと思っている者もいたようである。

いつも金曜日の昼という私の多忙な時間に来るものだから私は直接会ったことはなかったが、この日はそうではなかった。

「例のグレーの紳士が来てるわよ」

と、東西が知らせてくれたのは、木曜日の夜のことである。病状が聞きたいという老紳士は、昼すぎから延々と私を待っていたらしい。驚いてすぐ紳士を呼ぶように告げた。

「突然本当に申し訳ありません」

老紳士は、ナース・ステーションに入ってくるなり深々と頭をさげた。

ふと妙な考えがよぎった。安曇さんの礼儀正しさは、身近な人に伝染するのではないか、などと。

「突然話が聞きたいなどと勝手なことを申し上げました」

老人は帽子をとり、ステッキをおいてゆっくりと椅子に腰掛けた。物腰はやわらかで目元はおだやか、絵に描いたような紳士である。

老人は静かに話し出した。

「ずっと聞くべきか否か迷っておりました。私は安曇さんの家族ではありません。血がつながっているわけでもない。でも先日から輸血もしていると聞いて、いても立ってもいられずこうしてお話をうかがいに参りました」

普通、患者個人の情報は必要に応じて家族には話すものの、それ以外の人間に話すことは法的に禁じられている。個人情報保護法というやつである。本人が拒否する場合は、家族にすら話さないこともありうる。

だから老人の言葉は正しい。家族でないなら勝手に話すわけにはいかない。

だが法は患者を守るための道具であって、法を守って患者を孤立させていては意味がない。そこを判断する裁量くらいは現場の医者にあってしかるべきである。

老人は安曇さんにとって家族同然である、と私は判断していた。

「病状はかなり深刻です」

私の言葉を、老人は一言一言かみ締めるようにうなずきながら聞いた。

癌が急速に広がっていること、腸に浸潤し出血を起こしているが、有効な治療法はないこと、今後大出血するようなことがあればそのまま急変し死亡する可能性が高いこと、そして予後は一ヶ月以内を予測しているということ。

「一ヶ月ですか？」

さすがに驚いたように老紳士は目を見開いた。

しばし言葉もなく目を宙にさまよわせている。しばらくしてようやくつぶやいた。

「そうですか……、そんなに……」

「失礼ですが、あなたは安曇さんとはどういうご関係なのですか？　まるで夫婦のようだと、看護師の中には言う者もいるくらいですが……」

私の言葉に、老紳士はむしろ驚いた様子であった。

「夫婦ですか……。とてもとてもそんなものではありません」

老人の白髭の口元に遠慮がちな微笑みが浮かんだ。

「昔、安曇さんの旦那様に、私は救われたことがあるのです。命ですか？　そんなたいそうなものではありません。いや……むしろ、もっと大切なものだったのかもしれません。もう五十年も前の話で、ほとんど忘れてしまいましたが……」

老人は遠い過去に思いをはせるようにわずかに目を細めた。

「それから長くお付き合いをさせてもらい、旦那様が亡くなる時に私に言い残されたのです。清子さんのことを頼む、と」

私はそれを忠実に守っているだけですよ、とつぶやくように言って、老人はゆっくり立ち上がった。

「大切なお話をありがとうございました。聞いておらねば私が悔いておるところでした。明日からは毎日参ることにいたします」

また深々と頭をさげた。中折れ帽をかぶり、ステッキを取り上げてナース・ステーションに背を向けた。

なるほど、老人のステッキの音が、不思議に印象的に耳に響いてくる。

こっこっと、廊下の向こうからいつまでも聞こえてくるような気がした。


「びっっぐニュースだぞ、ドクトル」

帰宅するなり、男爵が「桜の間」にやってきた。第一声がこれである。

細君はいつものごとく手際よく、イノダコーヒの豆を挽(ひ)いて至福の一杯の準備にとりかかる。

「いやぁ、榛名姫、あいかわらずよい香りですな、あなたと同じ世界に生まれることができて幸せですぞ」

「ありがとうございます、男爵さま。三分ほど待ってくださいね」

ふむふむと満面の笑みの男爵。パイプとコーヒーとスコッチが、無類に好きな男である。

「まったくドクトルは幸せな御仁だ」

鼻歌交じりにそんなことを言う。

「榛名姫と結婚してまだ一年が過ぎたばかりだな」

「その通りだが、結婚記念日をすっぽかしたことを蒸し返すつもりなら、コーヒーはくれてやらんぞ」

「そうではない」

慌てて手を振りながら、

「お前さん方を見ていると、もう何年も一緒に過ごしてきた夫婦のごとき阿吽の呼吸がある。うらやましいことだ。俺にも早く姫のような天使が舞い降りてこぬものかと思ってな」

「男爵さまは、恋人はいらっしゃらないのですか」

細君の言葉に、男爵は心底驚いたように目を丸くした。

「この風来坊にそんなしゃれたもんがあるわけがなかろう。恋人といえば、スコッチとキャンバスくらいだ」

「それは寂しいことですね」

あっさり言われて男爵は肩を落とした。

私は、不思議そうな顔をしている細君に苦笑してから、男爵に水を向ける。

「で、なにがビッグニュースなのだ、男爵」

「ビッグニュースじゃない。びっっぐニュースだ」

どうでもいいことにこだわる貴族どのである。否定すると本題にたどりつけないので、とりあえず黙ってうながす。

「女を見た」

私は嫌な顔をした。

「幽霊関係ならお断りだ。私は、アル中と幽霊が大嫌いだ」

「幽霊ではない。本物の女だ。それも驚くほど美しい女だぞ、ドクトル」

興味を引かれる話ではない。

美しい女など世の中には山ほどいるし、驚くほど美しい女だって、探せばそれなりにいる。世の中は広い。

話の腰を折らぬ程度に私は尋ねた。

「どこで見たんだ？」

「野菊の間だ」

じつに興味深い話である。


男爵の話によると昨日の夕方のことだ。

めずらしく学士殿の「野菊の間」から人の話し声が聞こえる。それも女の声が混じっていることに気を引かれ、意味もなく廊下をうろうろしていた。しばらくしてふいに襖がするりと開き、そこから出てきたのは、

「流れるような漆黒（しっこく）のつやのある髪、ぬけるように白い肌、背はすらりと高く、肩越しにこちらを見た瞳は世のすべての男の魂を惹（ひ）きこむほど魅惑的」な女性であったらしい。

男爵はなかば恍惚（こうこつ）として力説した。いずれも使い古された形容詞だが、要するに信じがたいほどの美女であったということだ。

「それで？」

「それっきりだ」

女性が出て行ったあとの「野菊の間」は静まりかえって物音ひとつしない。その後は女性が戻ってくる様子もなく、男爵いわく「納得できない静けさ」だけが残っていたらしい。じつに主観的な描写ではあるが。

「学士さんに、お付き合いする方ができたのでしょうか？」

細君は嬉しそうである。

「学士さんの見初（みそ）めた方なら、きっと素敵な方なんでしょうね」

「後半には同意しよう。だが前半はいかがなものか。あの学問ひとすじの学士殿に女などと……」

「あら男爵さま、学士さんって女性の目から見ると理知的でハンサムですごく魅力的なんですよ。きっと大学にはたくさんの女性ファンがいるんですわ」

天真爛漫（らんまん）な笑顔の細君に、男爵は納得はできないが、反論もできない。男爵は細君の笑顔に弱い。

「では男爵、直接本人に聞きに行けばよいではないか。なんなら今から参ろうか？」

「それがな……」

男爵が首をかしげた。

「あれから何度たずねても返事がないのだ。気づかぬうちに出かけてしまったのかもしれん。おれとしては一刻も早く真相をつかみたいのだが……」

「おらぬとあらば、帰りを待つしかあるまい。まぁ朝帰りになるようなら、それが真相ということであろう」

私のつぶやきに、細君は「まあ」と頬を赤くして微笑んだ。

男爵は肩をすくめる。

「どうもお前さんがたは、この社会の底辺たる御嶽荘に不似合いな幸せオーラを出していて困る。このうえ学士殿まで幸せオーラに包まれたら、おれの居ごこちが悪くなってかなうまい。せめて夜のうちに帰ってくることを祈るとするよ」

男爵はこれ見よがしに十字など切って祈りの言葉をつぶやき、細君の淹れたコーヒーに口をつけた。

いやぁ美味だ美味だ。おれにもこういう絶品を淹れてくれる女神が現れてくれないものか、などとぼやいている。いろいろと口を出すわりには能天気な貴族様である。

だがその夜、我々は予想だにしなかった事態に遭遇する。

私にとっては痛恨の一事であった。

深夜、突然大声が聞こえた。

寝ぼけ眼で起き上がったところで、「ドクトル！」と叫ぶ声が聞こえる。続いてバンバンと襖が叩かれて、部屋全体がミシミシとゆれた。

「男爵、そんなに叩くと襖がはずれるぞ」

と、言い終わらぬうちにバターンと二枚の襖が外れて派手に部屋の中に倒れこんだ。

いささか冗談がすぎる。

いつのまにか起き上がった細君が電気をつけたところに、襖の上に転がり込んでいた男爵の姿があった。

「ドクトル、大変だ。すぐ来てくれ！」

常日頃、冷静沈着を売りにしている男爵が、真っ青な顔をして叫んだ。

「学士殿が……！」

雷に打たれたような衝撃が走った。

「野菊の間」に飛び込んで、私は息を呑んだ。

部屋の中央の机の横に、ぐったりとして倒れた学士殿の姿がある。もともと色白な肌にほとんど血の気がない。わずかに呼吸しているようだが、一見して弱い。

駆け寄って抱き起こす。明らかな外傷や出血はないが、体温が低い。

「男爵、なにが？」

「夜中にこっちで音がしたんだ。学士殿が帰ってきたものだと思って部屋の扉を叩いたが返事がない。どうにも胸騒ぎがしたもんで入ってみたらこうなっていた」

男爵の声がさすがに少しふるえている。

脈をとる。血圧80前後、脈は40台、不整はない……。

妙だ。

血圧がかなり低いにもかかわらず脈が上がっていない。そして低体温。

部屋をざっと見て、私は机の上に目を留めた。たくさんの小さな紙袋。私の視線に気づいた細君が、すぐ近づいて紙袋の中身を取り出した。

私は舌打ちした。

大量の錠剤だったのだ。

「ハル、救急車だ！」

「はい！」

細君がすばやく部屋を飛び出していく。

「男爵、あるだけの毛布をここへ。とにかくこれ以上体温は下げないように。それから廊下から玄関まで全ての灯り(あか)をつけて、救急隊が入りやすいように扉も開け放ってくれ」

男爵もすぐに出て行った。

学士殿がゆるやかに呼吸を続けていることを確認して、そっと寝かせ、薬に目を向けた。見える範囲で五十から六十錠程度か。半分くらいは見たことのある薬だが、あとはわからない。部屋の中を一回りして、ゴミ箱と引き出しの中からさらに空の薬袋を三つ見つけた。すぐに、わかる分だけの薬の名前と量をメモに書き上げる。書き上げた中には致死的な薬はなさそうだ。

そうこうしているうちに救急車のサイレンが近づいてきて、すぐに救急隊の声が聞こえた。連絡してまだ三分と経(た)っていない。まったく日本の救急隊の勤勉さには舌を巻く。

こっちだ、と叫んで招いたところで、先頭の隊員が声をあげた。

「栗原先生じゃないですか」

松本平広域救急隊の後藤(ごとう)隊長だった。救急隊の中でも一、二の古株で、年齢も四十六歳と最年長。落ち着いた物腰で的確な対応を迅速に行える人物だ。いつも本庄病院の救急部で顔を合わせている仲である。話が早い。

「後藤さん、おそらく急性薬物中毒だ。呼吸はとれているが血圧が低い」

状況を話している間にも、二人の救急隊が手際よく血圧を測り、学士殿を担架にかかえ、一人がメモを取り始めている。

「詳細はまだわからん。とにかく本庄病院へ」

「了解しました。先生は?」

「もちろん同乗する。それにしてもあなたが居てくれるのは心強い」

私の言葉に後藤隊長が苦笑した。

「それは我々のセリフですよ、先生。運ぶしか能のない旧式の救急車がいきなりドクターカーだ。ありがたい」

すぐに救急車のサイレンが再開された。

私は細君と男爵にあとから来るように伝えて、御嶽荘を飛び出した。


「血圧は落ち着いてきているし、心エコーでも器質的疾患は認めなかった。問題ない」

循環器内科の自若（じじゃく）先生はこの道二十年の超ベテランである。泰然自若を絵に描いたような人物であるから自若先生と呼んでいる。危急の時でも無表情で淡々と仕事をこなす。口癖は「問題ない」。

「徐脈はおそらく薬剤性だ。補液で待てば、じきに戻る。問題ない」

「感謝いたします。器質的な疾患がないことがわかっただけで充分です。夜中にご足労をおかけしました」

私は直立して頭（こうべ）をたれた。

夜中の三時。搬送された学士殿は、その後さらに脈拍が30台まで低下し、いったんは危険な状態にまで陥った。ある種の向精神剤の大量服用でこういう状況が生じることはあるが、重篤な心疾患が隠れている可能性を完全には否定できない。となると判断は専門医にゆだねざるを得ない。ゆえにやむなく深夜、自若先生にご足労願ったしだいだ。

自若先生は普段と変わらぬ無表情のまま、昏々（こんこん）と眠っている学士殿を一瞥したのち、私を顧みた。

「この御仁は、栗原先生のご友人なのか？」

私は黙ってうなずいた。

自若先生は沈黙したまま、学士殿に視線を戻した。

「御仁の心臓は問題ない。問題はもっと大事なところにある」

「心臓より大事なところですか？」

自若先生は眉ひとつ動かさず、

「栗原先生、人間にとって心臓が一番大事な臓器だ、などというのはただの幻想だ。そんなものより大事なものは山ほどある」

自若先生はふいに心エコーのプローブを手にとって、学士殿の心臓を映し出した。モニターに表示された心臓は、じつに力強く拍動している。

「心臓はかくも見事に役目を果たしている。だが、心臓の持ち主が死を望んでいるのであれば、この拍動もただ血液を送り出すだけの機械運動にすぎない」

少し間をおいてから、独り言のように言葉をついだ。

「人は機械ではないのだ」

心臓は、問題ない、静かに告げた自若先生はそのままふらりと立ち去った。

残された私は、ただ黙って学士殿の寝顔を見つめていた。

おだやかな、まるで何事もなかったような横顔。睡眠導入剤、精神安定剤合わせて二百錠を飲んで目を閉じた患者とはとても思えぬおだやかさだ。

「とりあえず入院のベッドは確保できたわ」

声をかけてきたのは救急部の看護師長である外村看護師である。

こういう時に無用な気を遣う様子を見せずに、てきぱきと仕事をこなしていってくれる姿がありがたい。

「病棟に上げるわよ」

私は黙ってうなずいた。

「主治医は、栗原先生でいいの？」

私はもう一度黙ってうなずいた。


学士殿が目覚めたのは、それから四十時間後のことであった。

もともと色白の学士殿は、まるで病院の白いシーツに溶け込んでしまうのではないかと思われるほど血の気のない白い顔で、ぽつりとつぶやいた。

「生きていたんですね……」

つきっきりで学士殿を見守っていた男爵は、その言葉を聞くなり激昂(げきこう)し、学士殿の胸ぐらをつかんで何事か怒鳴りつけると、そのまま病室から出て行った。あとには痛々しいほどの沈黙だけが残った。私は経過が落ち着いているということだけを説明し、多くを問わなかった。

「すいません、ドクトル、私は……」

「かまわぬ。生きている。そこに意義がある」

私は表情を消したまま断言した。

「眠れぬならば眠剤も飲もう。不安であるなら安定剤も飲もう。だが飲みすぎはいかん。酒と同じだ」

私のセリフに、わずかに学士殿が微笑んだ。

疲れきった、あまりにも儚い微笑だった。

血液検査は問題なく、血圧も脈拍も安定し、大きなトラブルもなくさらに一日が過ぎた昼下がり、学士殿の病室に来客があった。

漆黒の長い黒髪、対照的に雪のように白い肌、すらりと背は高く、挙措はたおやかで瞳は魅惑的な深みをたたえている女性である。病棟を歩く姿には気品すら漂い、男も女も思わず足を止めて振り返るほどだ。

あの晩、男爵が言っていた人物だった。

「橘　楓と申します。仙介の姉です」

女性は深々と頭を下げた。橘仙介というのが学士殿の名であると気付くのには、数秒が必要であった。

「このたびは弟が本当にご迷惑をおかけしました」

「迷惑をこうむった記憶はありません。経過は良好ですし、明日には退院できましょう。退院すればただちに祝いの酒をくみ交わそうというものです。楓さんも同席なさると良い」

そんな私の言葉にも、姉君は固い表情を崩さず、

「仙介は、出雲に連れて帰ろうと思います」

ぽつりと言った。

私ははじめて学士殿が出雲の出身だと知った。


「私はドクトルに謝らなければなりません」

ふいに学士殿が口を開いた。少し血の気の戻った顔色で、表情には静穏がある。

「謝る？　私の吟醸をこっそり盗み飲みでもせん限り、学士殿から謝られるいわれはない」

「盗み飲みはしていませんよ」

苦笑する。そして、

「私が学生だ、などというのは真っ赤な嘘なんです」

静かにそう告げた。

姉君がわずかに肩をふるわせたように見えた。

「私は博士課程どころか、大学に行ったことさえありません。学歴は高卒止まりなのです。大学受験のために上京したものの受験に失敗し、それから目的もなく日本中を旅しているうちに、なぜだかこの信州の田舎町に流れ着きました。御嶽荘に住み着いてもう八年になります……」

自嘲(じちょう)するような乾いた笑みを浮かべたまま、視線を落とした。

束の間の沈黙が広がる。

「ニーチェの研究も、論文の作成も全て嘘なんです」

吐き出された言葉は、痛切なものであった。

「出雲の母には八年間一度も会っていません。母は、私が東京のどこかの大学で学問を続けているのだと固く信じていて。事実を知っているのは姉だけです……」

語尾が震えた。ぽたりと涙が落ちた。

「……いつか必ず母を喜ばせてやろうと思っていたのに、こんなことに……」

学士殿が泣いていた。

姉君がそっとよりそって肩を抱いた。

「帰りましょう、仙介。あなたはよくやったのです。もう肩の力を抜いて帰ってもよいのですよ」

静まり返った病室に嗚咽(おえつ)だけが漏れた。

自責の念にさいなまれ続けてきた学士殿の姿は、このまま消えてしまいそうなほどに弱々しかった。

「だからどうしたというのだ」

突然、ほとんど無意識のうちに私は言葉を吐き出していた。

「学士殿、あなたが文学部でないことくらいはとうの昔から知っている。だいたい信濃大学には人文学部はあるが文学部はないのだ」

少し驚いたように顔をあげる学士殿。

私は凝然とそれを見下ろして言葉を継いだ。

「だがそれがどうしたというのだ。あなたの文学への探究心とは、肩書きがなければ立ち行かぬほど脆弱なものなのか？　大学？　けっこう、必要とあらば今からゆけば良い。心待ちにしている母がいるなら、今から目指せばよい。なにを恥じ入ることがある」

「……しかし、嘘は嘘です。ドクトルたちを騙していたのです」

「嘘ではない！」

私は自分で自分の声の大きさに驚いた。姉君までびっくりして私を見上げる。

かまうものか。

「嘘ではないのだ、学士殿。あなたの博識は事実だ。高卒だろうが大卒だろうが、古今東西の書籍に通じ、ドイツ哲学に造詣深く、ニーチェを語らせればその弁理と博識は他を圧して余りある。そのことは誰よりも私がよく知っている」

このようなわかりきったことがわからぬのであれば、ことごとく私が言うまでだ。

「学問を行うのに必要なものは、気概であって学歴ではない。熱意であって建て前ではない。大学などに行かずとも、あなたの八畳間はまぎれもなく哲学の間であった。あの部屋には思索と英知が溢れ、ひらめきと発見があった。こんなことは今さら言葉にするまでもないことだ。八年をすごしたその探求の道になにを恥じ入ることがある」

朗たる声に、姉も弟も言葉がない。

「笑う者あらば笑うがいい。貴君は常に前進してきたのだ。我々がその証人だ」

私は言葉をきって、病室の天井を見上げ、それから静かに付け加えた。

「と、男爵なら言うであろうよ」

にわかに室内が沈黙に帰した。

学士殿の涙はいつの間にか乾いている。それでよい。

私は黙ってカルテを手に取った。はらりとめくり、明日の予定の枠内に「経過良好にて退院」と書き加えた。

「鉄壁の理性を持つ私でさえ、いささか飲みすぎることがある。幸い長めの二日酔いもさめたようだ。明日退院でよかろうと思う」

カルテをパタリと折りたたんだ。

「休息代わりに、胸をはって一度母君に会いに行ってくれれば良い」

学士殿が頭を垂れた。

「……ありがとうございます、ドクトル……ほんとうに……」

そしてそのまま、痛々しい声を絞り出した。

「母は、先日亡くなったのです」

私は、おのれの浅薄さに言葉を失っていた。


阿呆もここに極まれり、だ。

ナース・ステーションの片隅で、私は昼間から砂山ブレンドをバケツ一杯飲まされたような苦々しい顔で頭を抱えていた。

学士殿に希死念慮をいだかせた最たる原因は、母の死であったのだ。

息子の凱旋(がいせん)を心待ちにしながら、真相も知らずに病床に倒れた母。むろん秘密を抱えた学士殿が見舞いに行けるはずもなく、無為に時を過ごすうちに母は他界したのだ。自責の念に駆られた学士殿は、せめて葬儀へは出るようにという姉の声をも拒絶し、鬱々として日々を過ごすうちに、その心は蝕(むしば)まれていったのであろう。案じた姉がわざわざ出向いてきたことが、かえって学士殿に厳しい現実を直視させる結果になったのだ。

そんなことも知らずに、私はわけ知り顔でえらそうに「母に会いに行けばよい」などと。

アホウ、アホウ、アホウと頭の中で何度絶叫してみたところで、私の中のアホウが身支度をして出て行ってくれるわけではない。

あぁと髪をぐしゃぐしゃやってみたら、五、六本は抜けてきた。うち三本は白髪である。

「なにやってるのよ」

例によって東西の登場である。

こやつは驚くほど働き者である。いったいいつ休んでおるのか。

「見ての通りだ。自暴自棄というやつと四つに組んで格闘している」

「橘さんのこと？」

「言うまでもない」

私は抜けた白髪を憎々しげに睨みつけてからゴミ箱に投げ捨てた。

格好良く学士殿を励ましたつもりが、知ったかぶりの蒙昧なるえせ説教師にすぎなかった。全くもって道化である。

「笑う者あらば笑うがいい」

東西がいきなり、私の口まねをして言った。まったく小憎らしい。

「悪くなかったと思うよ」

「……なにがだ？」

「だから、あのセリフ、悪くなかったと思うってこと。先生の古風な話し方も、時には役に立つものね。私はなんだか勇気が出たわ」

「お前に勇気が出ても意味がなかろう」

「きっと橘さんも励まされたと思うわ。少しばかり的外れでも、先生の熱い言葉はきっと伝わってるわよ」

東西が私を励ましている。

めずらしいこともあるものだ。

「なにが狙いだ？」

「そういう憎まれ口ばかり叩いてないで、たまには素直になりなさい。コーヒー飲む？」

東西は苦笑しながら返事も聞かずに、マグカップを二つ並べた。

「いただこう」

私としては今日のところは白旗を揚げるしかなかった。


安曇さんが３００号室に移動した。

ナース・ステーションの向かい側にある、重症患者用の個室である。先日までは田川さんのいた部屋だ。

幸いあれから大きな下血はしていないが、ときおり鮮血のまじった便が出る。血圧は不安定で、ふいに顔色が悪くなる時もあり、急変のリスクが高いと判断した結果だった。

安曇さん自身は別段かわった様相も見せず、ときおり車椅子を押してもらってデイルームまで出てきては、はるか向こうの北アルプスを見つめて、何時間も座っている。

「山が好きなのですか？」

ふと問うた私に、安曇さんは微笑んでうなずいた。

夫が好きだったものですから、と。

「夫はとても豪放な人でした」

そう言って安曇さんは不思議な話をしてくれた。

安曇さんはもともと穂高の山奥の小さな山村の出身であった。その村で夫と出会い結婚して家を持った。今から五十年も前の話である。

「とても貧しい村でした。土が悪く、切り開いた農地からも取れる作物は微々たるもので、冬場は食べるものがなくて三人に一人は子供が飢えで亡くなりました」

戦前の信州の山村では、珍しい話ではなかったという。

「それでも、私の家は少しばかり大きな農地を持つ農家で、周りに比べれば余裕のある生活が送れていました。そんなある日の秋口に、米蔵に泥棒が入ったのです」

安曇さんの表情には、どことなく楽しそうな様子がある。

私は黙って聞き入った。

「同じ集落に住む顔見知りの男の子でした。

本当に貧しい家の子で、今年の秋の収穫もままならず、病んだ父と二人の妹をかかえて途方に暮れたその子は、とうとう近隣の中では一番収穫のある私の家に忍び込んだのです。

百人にも満たないような小さな村です。こんなことが知れたら、その子の一家はたちまち村から追放されるでしょう。冬を前にして家を失えば、一家の末路は目に見えています。見つかった時、彼はそのことをまず考えたのでしょう。

いきなり家の庭に飛び出して土下座すると厳然として言い放ちました。

〝これは俺の一存でやったことだ。どうか家族を巻き込まないでくれ！〟

そして、ふところから小さな草刈鎌（くさかりがま）を取り出すと、

〝ここで腹を切ってお詫びする〟

と叫びました。

刃までさび付いたなまくらですよ。腹どころか草だって刈れやしない」

ふふっと安曇さんは笑う。

そうこうしているうちに、いつの間にか騒ぎを聞きつけた隣家の若衆が何人か、玄関先に集まってきた。

何かあったのか、と誰何（すいか）する若衆の声が聞こえてくる。少年は今しもなまくら鎌で腹を裂こうとし、夫はそれを凝然と見下ろしている。

「どうしたらいいかもわからないでうろうろしている私の前で、夫はいきなり大音声（だいおんじょう）で叫んだんです。

〝なにもねえ！　酔った天狗（てんぐ）が庭先に迷い込んだだけだ！〟

と。

酔った天狗、ですって。今から思うと絶対変なんですけど、その時はなんだかすごい説得力があって」

天狗は去ったと聞いて、若衆たちは立ち去り、少年はあっけにとられて庭先に座りこんでいた。

「でもね、びっくりしたのはそのあとのことなんです」

安曇さんがゆっくりと目を細めた。記憶のかなたの古い映画を思い出して楽しんでいるかのようだ。

「夫はその足でいきなり米蔵まで入っていって、米俵を一つ担いで出てくると、それをいきなり男の子の目の前にごろりと転がして、

〝持っていけ〟って。

うちだって余裕があるといっても俵ひとつをくれてやるほどの余裕じゃないんですよ。そんな無茶をすれば春先に苦しくなるのはうちのほうなのに」

少年はただもう驚いて米俵と夫を交互に見て、目を白黒させている。

「〝持っていけ、それだけの気概にこの俵一つがあれば、冬も越せよう。一度捨てた命なら、飢えも寒さも恐るるに足るまい。見事家族を守ってみせよ〟

夫はそう言い捨てて家の中へ入ってそれっきり。

やがて男の子は、庭の土に額をすりつけすりつけ、何度も礼と詫びとを繰り返して、最後は見ているのがかわいそうになるくらいに泣きじゃくってね。私はとうとう、そばに駆け寄って手ぬぐいで顔を拭いてやり〝気をつけてお帰り〟と」

私は思わず笑った。

安曇さんも楽しそうに肩をゆらした。

「男の子が去って、お膳(ぜん)に戻ってみると、夫はまるで何事もなく汁物をすすっているんです。

今の出来事が全部夢だったのか、本当に天狗が迷い込んだだけなんじゃないかって、思ってしまうくらい。でもね」

安曇さんは一度言葉をきって、ゆっくりと息を吐き出した。

私は耳を澄ませて次の言葉を待つ。

「食事が終わって箸を置いた時、あの人は言ったんです。〝すまんな〟って。たった一言、その一言がびっくりするくらい嬉しくて、私はもう何度もうなずいたものです。この人の生き方は間違っていないんだって。ついていこうって」

本当に安曇さんは幸せそうな顔をしている。こんな豊かな表情をしている安曇さんを見るのは久しぶりだ。

「その少年の一家はどうなったんですか?」

「無事冬を越しましたとも。しかもそのあと、その子は寝る間も惜しんで一生懸命に働いて勉強して、とうとう学校まで行って、東京で立派な仕事についたんです。あの小さな天狗さんが、いつのまにやら村一番の出世頭。立派な洋装に身を固めて村に帰ってきた時は、私たち本当に驚いたんですよ」

私はふいに理解した。

あのグレーの紳士のことだ。あの初老の紳士こそ、安曇さんの言う小さな天狗の少年に違いない。紳士は言っていた。

〝命より大事なものを救われた〟と。

「昔々の、山奥のちょっとしたお話」

安曇さんは、いたずらっぽい笑みを浮かべて話を終えた。

私も笑ってうなずいた。

心地よい話だ。心の中には、ついさっきまでの自己嫌悪との格闘が嘘のように、涼(りょう)とした清風が吹いている。

「安曇さん、ありがとうございます」

私の言葉に不思議そうな顔の安曇さん。

「あら、どうして先生にお礼を言われるんですか？」

「言いたいから言うんです。ありがとう、安曇さん」

安曇さんは不思議そうな顔のまま、それでも何かを汲み取ったかのようににっこり微笑んだ。


「やはり行くのか？」

私の声に、学士殿はいつものおだやかな微笑でうなずいた。

「寂しくなるな」

私はそれ以上言葉もなく、黙って「野菊の間」をぐるりと見回した。

あれほど無数にあった書籍類のほとんどがなくなり、わずかに数冊の本と、五一わいんの逸品が二本、空になった本棚に残されているだけだ。五一わいんは、ロイヤルが赤と白、学士殿秘蔵の名品である。

　病院から帰宅して二日後の夜である。

　学士殿は入院前と特別変わったところも見せずにおだやかな様子であったが、紆余曲折の末、実家に帰るということが決定したのだった。

「明日の朝、姉が迎えに来ます。今日が御嶽荘の最後の夜になります」

　静かな声が、八畳の隅々にまで染み渡っていく。畳も柱も天井も、立ち去る主人を惜しんで、その一言一言にじっと耳を澄ませているかのようだ。

　黙っていれば、悄々たる哀感をいかんともしがたい。

　学士殿とは五年を共に過ごした。双方にとって波乱の五年である。そこで築かれたものは単なる知己の枠を越えている。盟友と言ってよい。その盟友が、粛として声なく、肩を落として去ろうとしている。

　私の隣では、涙目の細君がうつむいたまま黙って座っている。時々小さくしゃくりあげるように肩が揺れた。

「短い付き合いであったな、学士殿」

　こういう時に限って、私はろくな言葉が出てこない。

　私は余計な言葉を積み重ねるのを諦めて、黙って持っていた一冊の色褪せた単行本を机の上に置いた。

　島崎藤村『夜明け前』。

「博識の学士殿にくれてやる本がなかなかなくてな」

「私に？」

「読んだことはあるだろうが」

「ずいぶん昔です」

学士殿の白い手が、古びた『夜明け前』の赤い背表紙に触れた。何度めくったかわからぬ表紙だ。気づかぬうちに手垢（てあか）と磨耗でぼろぼろになっている。上下巻に分かれていたはずだが、手元に残っていたのはこの上巻のみである。

「苦しい物語だ」

私の声に、学士殿が小さくうなずいた。

「けしておもしろい話でも気持ちのいい話でもない。葛藤と懊悩がどこまでも続く果てしない物語だ。その苦しい中に少しずつ未来を切り開いていく実に地道な物語だ。私が高校時代に古本屋で手に入れた本でな。壁にぶつかった時はよくこの本を開いていた。今はまだ、私の人生の〝夜明け前〟なのだと自分に言い聞かせて」

いささか感傷的にすぎるセリフだ。だが今の私にはこれが精一杯である。

「とても大切な本なのでしょう？」

「もっとも嫌いな本のひとつだ。見るのも嫌な本だから持っていってくれ」

私は憮然とした態度を崩さず、古びた背表紙を学士殿のほうへと押しやった。躊躇していた学士殿だが、私の態度を見てそれ以上固辞はしなかった。頭を下げて押し頂くように受け取った。

「明けない夜はない。止まない雨はない。そういうことなのだ、学士殿」

私の言葉に、学士殿は大きくうなずいた。

学士殿は、席を立って、本棚から二本のワインを手に取った。

「五一のプレミアムがあります。今夜は付き合っていただけませんか、ドクトル」

「無論だ。たとえ浅間山が噴火しようが、牛伏寺大地震が起きようが、今宵は朝までこの〝野菊の間〟で献酬といこう」

私は胸中の寂寥を振り払うように大きな声で応じる。

「そういえば男爵はどうしたのだ？」

私の問いに、学士殿は寂しげに首を振った。

あの日、病院で目覚めた直後の学士殿に、すさまじく激昂した男爵は、その後ぱったりと音沙汰なく、姿が見えなくなった。「桔梗の間」にも帰ってきていない。細君も見ていないと言う。

「残念です。自業自得というべきですが……」

「男爵のことだ。どこぞで名品のスコッチでも発見して、飲みあさっておるのだろう。今生の別れというわけでもない。案ずるな」

五一わいんが封切られた。

磨き上げられた三つのワイングラスにそれぞれ悠々と注がれる。

黄金色の液体が、蛍光灯の灯りの下できらきらと輝いている。

やがてカンとグラスをあわせて、我らは別れの酒宴を開始した。

杯をかさね、哲学を語り、「黄鶴楼」を吟じ、寂寥をぶつけ、夜は深々と更けてゆく。途中気を遣った細君は、静かに席を立った。

あとはひたすら二人だけの宴となる。

学士殿が『曙光』を語り『善悪の彼岸』を論じた。ならばと私は『草枕』を冒頭から朗誦する。理も論もない。時だけがある。

一本が空き、二本が空いた。

ふと気づけば、学士殿が泣いていた。

そう思ったら、私も泣いていた。

笑う者あらば笑うがいい。不器用な我々は、こうやってわずかずつでも前進していくのである。

時の流れを忘れたころ、我らは眠りについていた。


目が覚めた。

朝である。

どきりとして「野菊の間」を見回せば、片隅で学士殿が眠っている。とりあえず安堵のため息が漏れた。

部屋の中だというのに息が白い。もう冬なのだ。

私はゆっくり起き上がり、そっと襖をあけて廊下に出て、そして仰天した。

たっぷり三秒は絶句したまま立ち尽くしていたであろうか。

「が、学士殿……！」

ようやくしぼりだした自分の声が、間抜けなほど擦れていた。

学士殿は私の声に引かれて廊下に出てきて、あっ、と小さな叫び声をあげた。

満開の桜であった！

見渡す限り、八方すべてが桜で埋め尽くされていた。

壁、床、天井のすべてに満開の桜の絵が描かれていたのだ。

両側の壁にはどこまでも続く桜の並木道。天井には舞いあがる無数の花びら、床には降り積もった朱鷺色の花びら……。桃色、撫子色、石竹色、千変万化に移ろい変わる桜の園、そこに一陣の風が吹きぬけ、颯と舞い上がって視界を染める桜色、その一瞬を捉えた絶景。

視界のすべてが夢色であった。

昨夜までの埃だらけの薄汚い廊下が、いまや祝福の桜道となって玄関まで続いていた。

ようやく歩き出した学士殿の足取りがよろめく様子なのは、二日酔いのせいではない。信じがたい光景に蹌踉としてゆらめいている。

ゆっくりと廊下を歩き、なかほどの階段の前まで来て立ち止まった。

古びた階段の下に、全身絵の具に汚れたまま毛布にくるまって眠っている男爵の姿があった。

その横には、我が細君までが額に絵の具をつけたまますやすやと眠っている。

「男爵……」

学士殿の声が震えた。

「男爵」

もう一度呼ばれた時、男爵は寝ぼけ眼で目を開けた。

「お、もう朝なのか？」

「朝ですよ……男爵」

「なんとか、間に合ったようだな」

毛布にくるまったまま、にやりと男爵が笑った。

「門出(かどで)には桜が似合うだろう？」

男爵はやはり、天才画家であった。


御嶽荘の前に車の停まる音が聞こえた。

私が玄関へ出て扉を開ければ、梅の古木のすぐ下に白い軽自動車が停まっているのが見えた。

運転席にいるのは学士殿の姉君である。

「迎えだ」

振り返って告げた私に、学士殿が小さくうなずいた。

その表情はいくらか硬い。

いつのまにか起きていた細君が、ぱたぱたと「野菊の間」まで駆けもどり、学士殿のわずかの荷物を持って出てきた。

「ありがとう」

と学士殿が受け取り、細君は声もなく二度三度首を振った。

その細君も、男爵同様、髪から手足まで、絵の具だらけのままである。夜中に「野菊の間」を出た彼女は、そこに孤軍奮闘する男爵の姿を見つけたのだ。友のために奮戦する知己を見て、ひとり立ち去る細君ではない。たちまち絵の具を溶かしたり、水を運んだりと、参戦しておおいに活躍したのであろう。

男爵と細君の描き上げた桜並木を、学士殿は、わずかに目を細めてゆるりと一望する。その目に溢れるのは、言葉にならぬ万感の思いだ。

やがてゆっくりと歩き出した。

いきなり男爵が叫んだ。

「こいつは敗北ではない、門出だぞ、学士殿！」

一瞬足を止めた学士殿に、男爵がさらに言う。

「この一歩は前への一歩だ。前進なんだ。そのための花道だ。絶対忘れるな！」

男爵の目に涙が溢れている。ピンクの絵の具と混じって、顔中えらいことになっている。

学士殿が、立ち止まりそうになる足を懸命に前へすすめる。廊下、玄関、そして外へ。

我らは三人こぞって路上に出た。

夜明けの町はまだ静かだ。朝霧がけぶって、道のかなたは茫洋として見えない。

車道に停まる白いラパンが、霧の中で心細げに佇んでいる。

「いつでも帰って参れ。〝野菊の間〟は必ず空けておく！」

私が叫んだ。大家さんの許可はとっていない。だが知ったことか。もとより貸家の壁を桜で埋め尽くしたのだ。今さらなにを恐れることがある。

車に乗り込む直前、学士殿が我らを見た。

泣いていた。

男泣きに泣いていた。

こんなにぼろぼろに泣く学士殿を見たのは初めてだった。

「……必ず……」

嗚咽にまみれた声が、早朝の路上に途切れた。

ふわりと白いものが落ちてきた。

雪だ！

「雪だ！」

男爵が叫んだ。

「見ろ、空までお前を祝福している。桜と雪の門出だぞ！」

もうわけのわからなくなった男爵が、顔をぐしゃぐしゃにして叫んだ。

学士殿が車に乗り込み、エンジンがかかった。わずかに姉君が頭をさげたように見えた。

いきなり細君が涙を振り払って、澄んだ声を張りあげた。

「バンザイをします！」

言うなり、いきなり両手をあげて「バンザーイ」と叫んだ。

その衝動が瞬時に私には理解できた。

ほかに我らに何ができよう。我らはただ、去り行く友に何かをおくりたいのだ。

元気で、生きて、戻ってこいと。

それが遅々たる前進でも、我らは声高（こわだか）に快哉（かいさい）をおくる。

男爵が叫んだ。

「バンザイ！」

私も両手を振り上げた。

「バンザイ！」

犬の散歩をしていた若い女性が驚いて我らを振り返った。

かまうものか。

「バンザイ！」

早朝、雪の舞う路上で、三人が声を揃えて旅立つ友のために叫んだ。

「バンザイ！　バンザイ！　バンザイ！」

雪の中に融（と）けていくように、学士殿を乗せた白い車が走り去っていった。

第三話　月下の雪

ふと思い出した。

子どものころに読んだ心に残る短編がある。

寺の山門で、仏師が仁王(におう)を彫る話である。仏師は、実に無造作に鑿(のみ)を使い、一打ちごとにたちまち眉が、たちまち鼻が浮かび現れる。

見物人がその手並みに驚嘆すると別の若者が次のようなことを言う。

「あれは木に仁王を彫りこむんじゃない。最初から木の中に仁王が埋まっているのを掘り出すだけだから、容易なものなのだ」と。

不思議なことを言う。

土に埋まった石を掘り出すようなものだから、間違えようもないのだと言う。

子ども心にも私は呆然として、のち何度も読み返したことを思い出す。

思えば私の仕事も同じようなものかもしれない。

点滴やら抗生剤やらを用いて、絶える命を引き延ばしているなどと考えては傲慢だ。もとより寿命なるものは人知の及ぶところではない。最初から定めが決まっている。土に埋もれた定められた命を、掘り起こし光を当て、よりよい最期の時を作り出していく。医師とはそういう存在ではないか。

いささか無力にすぎると言われるかもしれないが、私の中にその考えを力強く肯定する何者かがいることも事実だ。

亡くなった田川さんのご家族が挨拶に現れた時、私はそんなことを考えていた。

「ようやく人心地つきましたのでお礼に参りました」

田川さんの息子夫婦は、さっぱりとした様子で頭を下げた。

あの亡くなるまでの最後の一週間、やつれ疲れ果てていたお二人は、今ではなにか憑き物が落ちたように温和な表情であった。

「先生に出会えてよかったと、父もよく話してくれていました」

そんな話は聞いたこともないが、細かいことにはこだわるまい。

ただ、亡くなる二日前に見せてくれた田川さんのおだやかな笑顔は、時とともにより鮮明になってくる。多忙の中に置き去りにされていたささやかな記憶たちが、時間という化学変化をうけて、より鮮やかな色彩をもって立ち上がってくる。

この心温まる記憶こそ、我々が医学という名の鑿と槌（つち）をもって、病魔の土から掘り起こした命の形なのではないかと思う。

私は胸中にくっきりと浮かぶ田川さんのしわだらけの笑顔を思い出して、苦笑せざるを得ない。

生きている時にはなんだかもやもやして手の届かぬところにあったものが、亡くなったとたんに克明な輪郭を伴って身近に寄り添ってくるとは、神様も皮肉な振る舞いをなさるものだ。

何度も頭を下げる息子夫婦を見送りがてら、病院の駐車場まで出てみた。

信州の師走（しわす）の外気は恐ろしく冷たい。

まだ日暮れ前だが、すでに気温は氷点下であろう。凍（い）てついた突風が往来の途絶えた車道を吹き抜けて行く。歩道を歩いていた小柄な男性は、一瞬凍りついたように立ち止まり、風がやむとすぐに足早に歩き去っていった。

ちらりと時計を見た。午後五時半。ちょうど当直帯に切り替わる時間だ。そう思ったとたんに院内ＰＨＳが鳴り響いた。

〝栗原先生、こんばんは〟

救急部の外村看護師長だ。

〝今日は当直よね？〟

「まことに不本意ながら、当直です」

一瞬、外村さんの苦笑が聞こえた。それから、

〝じゃ、よろしく。もう救急部はパンク寸前だから〟

歯切れのよい声が続いて、ぷつりと電話は切れた。

やれやれとついたため息が、びっくりするほど白い。

疲労が積み重なってくると、自分の吐き出したこの白い霧にまかれて、そのまま進むべき道を見失ってしまうのではないかという気弱な妄想が立ち上がってくる。

だが、まあそれでも良い。土に埋もれた命たちに、鑿を当て槌を打ち、光を当てるのが我らの役割であるのなら、今日もただ一心に槌を振るうのみである。


救急部に駆けつけてみると、そこには敵の本隊がすでに到着していた。

この時期、老若男女を問わず手当たりしだいに感染し、大量の受診者を量産する恐るべき敵。すなわちインフルエンザである。

待合室は、目も当てられないほどの数の患者で溢れかえっている。

患者たちはマスクをしつつも咳きこみ、熱でうなされ、子どもは泣き、年寄りは座っていられず床に横になっている者もいる。足早に通り過ぎる者、家族を案じて声をかける者、診察はまだかと受付に苛立つ声をぶつける者……。

そこはまるで、戦場を脱出する難民船の様相だ。ため息交じりにふらりとナース・ステーションに入り込んだ私は、むしろ部外者のように浮いている。

今日の当直の研修医は、例によって山先生と海先生である。
「とにかくタミフルを安易に処方せぬこと。年寄りのインフルエンザには注意すること」
これを厳命して診察に当たらせた。
研修医が診察して薬を出していいのか、と問う者があれば、良くないと答えるしかない。よ
り正確には、きっちりと上級医が管理し、ひとつひとつの指示を再確認しなければならない。
しかしそんな悠長なことが許されないのが、信州の医療の現状である。
ベテランの医者がたくさんいて、食事をとる時間があって、夜に働いた分昼間に眠れるなら
ば、いくらでも働こうというものだ。だが現状では、このうちの一つもクリアされていない。
ベテランの医者は少ないし、食事をとる暇もなく、昼も夜も眠れない。それを研修医たちの力
を借りて、かろうじて乗り切っているのである。どう正論を投げつけられても、我々はとにか
くひとりでも病者を救うための〝少しでもまし〟な選択肢を選ぶだけである。
百年後にはこのうちの一つくらいは解決していることを願いたいものだ。
「外村さん、看護師にも注意を呼びかけておいてください。重症感のある高齢者のインフルエ
ンザは、安易に帰さぬように」
それだけ告げて私も最前線に参戦した。
大量のインフルエンザ患者のいる救急外来を消化する時に注意すべきことは、重症のインフ
ルエンザを見逃さないことと、インフルエンザでない疾患を的確に診断することである。イン
フルエンザ迅速検査など、参考にはなるがそれ以上のものではない。

結局深夜三時までかかって医者三人で合わせて五十人以上を診察し、三人の肺炎と一人の心不全を入院させた。

ようやく待合室の患者も減り、数人の若者が待っているだけになったのを確認して、一息ついた。自動販売機で缶コーヒーを買い、散歩がてらに病院の玄関先まで出かけてみる。

外に出てみると、いつのまにやら雪が降っていた。

この町の冬は恐ろしく冷え込むが、降雪量は意外に少ない。むしろ雪が降る日はまだ暖かい日だと言われるくらいである。熱い缶コーヒーをぎゅっと握り締めたまま、森閑と静まり返った町並みを一望する。深夜の町に音もなく降りしきる雪が、病院の照明を受けてきらきらと輝いている。殺伐とした救急外来の空気を、一時でも忘れてしまうほど幻想的で美しい。

西国(さいごく)生まれの私にとって、雪というのは非日常的で神秘的な魅力に溢れている。子どものころは、ちらほらと舞う雪を見るだけで、なにやら心が浮き立ったものである。信州に越してきた学生時代も雪は好きであった。しかし、医者になってからはたちまち嫌いになった。

雪が降ると交通事故が増えるのである。

一服したところで院内PHSが鳴り響いた。

〝栗原先生、お疲れ様。国道一五八号でスリップ事故。救急車二台、二十分後よ〟

さっそく雪の恩寵(おんちょう)である。泣けてくる。

「もうしばらくコーヒーを味わう時間くらいはありますね」

〝問題ないわ。せっかくだから二杯くらい飲んでから戻ってらっしゃい〟

外村看護師長の声は苦笑まじりだ。

私はいささか投げやりに応じる。

「どうもあなたと当直に入って眠れたためしがないんですが……」

〝それは私のセリフでしょ、栗原先生。「引きの栗原」の伝説がまた更新ね〟

笑い声とともに電話が切れた。

私は大きく深呼吸をし、新鮮な外気で充分に肺を洗ってから身を翻した。


当直の夜から降り出した雪は翌日の夜まで降り続き、いつのまにやら歩道は完全に雪に埋もれ、車道もわだちを含めて真っ白になっていた。

「いやぁ、今年は雪が多いですねぇ……」

古狐先生が、いつもの青白い顔で窓の外を眺めている。

夜だというのに雪のせいなのだろう、町全体がぼんやりと明るく見える。医局の窓から病院の正面玄関が見下ろせるが、そこでは事務局の職員たちが、三、四人、懸命に雪かきをしている。しばらくは、肩こりやら筋肉痛の職員がたくさん出るだろう。

「明日の最高気温は１℃だそうです。積もった雪は融けそうにないですねぇ……。で、なんでしたっけ、栗原君」

ゆらりと振り返って、古狐先生が微笑んだ。

私は持っていたハガキを机の上に置いた。

「妙なものが届いたのですが、これは先生のご配慮ですか？」

ハガキは信濃大学医学部消化器内科から私宛に来ている。

〝来週、水曜日午後二時、内科医局にてお待ちしております〟と。

「医局から、大学病院の見学の案内が届いています。来週来るように、と。しかし私には心当たりのないことです」

「私が手配しました」

にっこりと古狐先生が微笑んだ。

「お願いした記憶はありませんが……」

「関係なく私が手配しました」

じっと私は先生の顔を見つめた。しかし目を細めて微笑む古狐先生の表情からは、顔色が悪いこと以外は何も読み取れない。

来年、大学病院へ行くか否かということについては確かに結論が出ていない。どちらかというと思考を止めて先送りしていた状態ではあった。早めに結論を出す必要はたしかにあったのだが、それにしても当人の判断を度外視して突然のことである。

「医局に行けとおっしゃっているのですか？」

「まったくそんなことはありません」

古狐先生はゆらりゆらりと頼りない足取りでカウンターまで歩み寄ると、危なっかしい手つきでカップを二つ取り出し、コーヒーを注ぎ始める。

大狸先生はもともと何を考えているかわからない狸っぷりのある先生だが、古狐先生も見事な狐っぷりである。いつでも剛速球を意味不明のところから投げ込んでくる大狸先生に対して、古狐先生は変化球専門であるという違いはあるが、どっちにしても捕れない球であることには変わりない。

「医局というのはひどいところです」

悲しそうな顔をしている。

「医者が自分で採血をしなければなりませんし、いきなり山奥の病院に飛ばされることもあります。論文を書いたり試験管を振ったりして、患者とじっくり時間をとることができないことも多々あります」

ああ、ひどい……、とわけのわからない感慨をつぶやく。

ようやく無事に入ったコーヒーカップを私に手渡してくれた。

「だから一度見てきなさい」

声は弱々しいが、その中に一本ぴんと張った緊張感がある。

「数日でよいのです。一度その目でしっかり見て、それから決めなさい。医局がどんなに奇妙な組織でも、そのおかげで成り立つ医療が確かに存在し、そのおかげで助かる人々が確実にいるのです。あなたが医局に入るべきかどうかは私にはわかりませんが、ゆっくり見学してくる機会をつくってあげることはできます」

ふらりと持ち上げた右手の、二本の指を突き立てた。

「二日間、お休みが取れるようにしました。大学病院を見てきてください」

にっこりと笑った。


「まあ、大学病院ですか？」

不思議そうな顔で細君が声をあげた。

例によって細君はコーヒーの準備に取り掛かっている。赤いコーヒーポットのロゴマークが入った袋から、手際よくミルへと豆を移し替え、小気味のいい音を響かせて挽き始める。ふわりと心地よい芳香が広がった。

「古狐先生の配慮だ。どういうつもりかはわからんが」

「大狸先生はどうおっしゃってるんですか？」

「それもよくわからん」

あのあと、大狸先生に二日間の休みについて確認しつつその真意を探ってみたが、いつもながらの見事な狸っぷりを発揮し、煙(けむ)に巻かれてしまった。

〝大学病院？　ろくでもないところだぞ。しっかり見て来い〟

にやりと笑ってそう言われただけだ。

来年は大学に行ったほうがよいか、と問いかけてみたものの、

〝栗ちゃん大学行っちゃうの？　さみしいなぁ、ああさみしいなぁ〟

と連呼しながらどこかへ行ってしまった。

「でもきっと、見てくることは大事なことなのでしょう？　一度見て、それから決めればよいではありませんか」

挽いた豆を手際よくネルのフィルターに盛り、コンセントにつないであった電気ポットを手に取った。手慣れたものである。

御嶽荘はキッチンも共同であるから、水が必要な場合は一階まで行かねばならないが、こういう手配を知らぬ間にこなしている細君の手際はまったく見事なものである。私が一人で住んでいた時は、「桜の間」でコーヒーが飲めるなどということは考えもしなかった。

細君の持ったポットが、やがてゆっくりと円を描くように動き始め、こぽこぽと心地よい音が部屋に響いた。

「面倒な話だ。放っておいてくれれば、何も考えずにあくせく働き続けるのにな」

「皆さん、イチさんに期待しているんですよ。ありがたいことです」

「ハルはいつでも前向きだな」

人生の岐路というものは、いつでも急に目の前に現れて人を動揺させる。

普通の若い医者なら喜んで最先端医療を学びに大学病院へ行くのであろうか。であるならば、心躍らず黙然としている私という人間は、いったいどこへ向かうつもりなのやら。もとより人の多い環境を避けて、誰もが止めるアウトローな道を歩み続けてきた私だが、だからといって明確な目標があるわけではない。

御嶽荘に住んですでに五年。ハルと出会ってから三年が経ち、結婚してからでさえすでに一年が過ぎている。いつまでも住み続ける環境ではなかろうが、だからといって自分がなにをなすべきか結論は出ず、いまだ前途は茫洋たる霧に包まれて判然としない。

やれやれ……。

つぶやいてごろりと横になった。

ふと、部屋の片隅に一枚の水彩画が飾られていることに気づいた。上高地の河童橋を描いた淡い色調の水彩画だ。春や夏の色彩豊かな時期か真冬の雪景色の絵が多い河童橋だが、その一枚は初秋のわびしい一風景を描いている。華のない輪郭のつかみづらい絵であるが、その蕭然とした静けさに見る者を惹きつける存在感がある。

私の視線に気づいた細君が、カップにコーヒーを注ぎながら答えた。

「不思議な絵ですよね、男爵さまのですよ」

「男爵の？」

私は起き上がって、入りたてのコーヒーにミルクを注ぐ。

これを邪道だと称するコーヒー党がいるが、けしてそんなことはない。むしろ私は好んでミルクをくわえる人間である。とくにイノダコーヒのアラビアンパールには、たっぷりのミルクが最高に合う。

「先日仕上がったばかりの絵だそうですけど、なんだか気に入って買ってしまいました」

「ほお、男爵から絵を買ったのか」

「二十円です」

二十円？

眉をひそめる私に、細君はうなずき返す。

「まだ修業中の身だから二十円でよいそうです。十年後には二十万円になる予定の絵だそうです」

「男爵らしいな」

私はカップを持ったまま絵の前に立った。

とても静かな絵だ。

初秋の河童橋。花は枯れ、木は寒さに凍（こご）えるように硬く佇立（ちょりつ）している。まだ完全に雪に埋もれる前の時節で、ところどころに寒々とした土くれが顔を見せている。遠く穂高の登山道に点々と見えるのは、動物の足跡であろうか。

この寂寞とした静けさは、もしかしたら学士殿がいなくなった寂しさの表れなのかもしれない。学士殿と過ごした時間は、私以上に男爵のほうが長い。その時間とは、自身の未来を模索する苦悩の日々でもあったはずだ。たとえ進むべき道は異なれども、二人は同じ苦悩を語り合った盟友であった。

その盟友が去った今、男爵はいっそう絵に打ち込むようになっていた。

「そうだ、ハル」

ふいに大事なことを思い出した。

「文明堂という名を知っているか？」

私の唐突な問いに、細君は少し不思議そうに首をかしげてから、

〝三時のおやつは文明堂♪〟

と節をつけて歌いだした。

「この文明堂ですか？」

よくわからんが、看護師たちも同じような妙な歌を歌っていた。それであろう。

歴史の古い、有名な洋菓子屋だという。

「関東のほうでは有名なお店ですよ。西国生まれのイチさんは知らないかもしれませんね」

「カステラが有名なのか？」

「そう聞いています」

文明堂のカステラが食べたい。

先日、安曇さんがそんなことを言っていたのだ。

安曇さんは、最近も断続的に下血が続いている状態で食事制限をかけている。しかし物を食べるという行為は、ときに点滴以上に患者を元気づけることがある。下血量が少ないようなら、少量の経口摂取を再開してみようかと思案し、何か食べたいものがあるかと聞いた時、遠慮がちに安曇さんが、その名を口にしたのである。もう何年も前に東京に出かけた時、元気な夫と二人で食べたその味が、忘れられないのだという。

「この町で、手に入るかな？」

多くを問わずとも、細君はすぐ理解してうなずいた。

「探してみますね」

にっこりと微笑むこの笑顔に、私はいつも癒(いや)されるのである。


二日間の休みをもらって大学病院を訪れた。

日増しに凍りつくような冷気が勢いを増す、十二月の半ばのことである。

駅前大通りから北へ県道を二キロばかり緩やかに登っていくと、住宅街をぬけた先にいきなり場違いなほど立派なビル群が見えてくる。信濃大学である。この広大な信濃大学の敷地内の南方一帯が付属病院として機能している。

信濃大学医学部付属病院は六百床を越える病院で、病床数だけでも本庄病院の五割増しである。建物はさまざまな施設を備えて巨大である上に、この敷地内に千人近い医者がいる。異様な医者過密状態ではあるものの、医療のみならず研究、教育といった役割まで果たす以上は、人間は何人いても足りるものではないのだろう。

私を案内してくれたのは、医局長を務める風貌(ふうぼう)おだやかな人物である。私のような在野の素浪人からすれば雲の上の人物であるから、雲之上(くものうえ)先生と呼ぼう。背が高く肩の広い御仁で、目もとに柔らかな光がある。予期していたような威圧感や圧迫感とは無縁で、声音は温かい。

「本庄病院のような第一線の病院とはまったく役割が違いますからね、じっくり見ていってください」

なにやら気構えばかり先立っていた私は、雲之上先生の篤実な笑顔の前で、拍子抜けしたようにただうなずいていた。

雲之上先生のおっしゃるとおり、院内には私が経験したことのない世界が広がっていた。

消化器内科は、五、六人の医師が1チームを構成し、そのチームが複数ある。1チームが五、六人の患者を担当し、一人ひとりの症例をチーム内の医師で何回にもわたって議論し、治療方針を決定していく上に、その根拠として実に詳細なデータが求められる。検査機器も見たこともないような最新のものが装備されており、場合によっては何時間もかかる検査に三、四人の医者がついている。一人で四十人を診察し、ひたすら内視鏡検査を行い、気づいたら五年が経過している。そういう混沌（こんとん）とした様相はかけらもない。

時間の流れが違うとはこのことであろう。

「本庄病院のようなところで修業を積むことも大事ですが、こういうところで数年働くと、一段とスキルアップにつながります。栗原君も一度経験しにくるといいと思います」

雲之上先生は物腰もおだやかに、私に微笑んだ。

私はただ絢爛（けんらん）たる大学機構の威容にめまいを覚えるばかりである。結論など出せようはずもなかった。

「どうだった？」

戻るなり大狸先生の第一声がそれである。

深夜の病棟で、ひとりぱちぱちと電子カルテを打ち込んでいる。キーボードを睨みつけながら、二本の人差し指で、ぱちりぱちりと打ち込んでいく。私が不在の間はこうやって四十人分のカルテを埋めていたらしい。

果てしない作業だ。

「どうと言われましても……」

「大学ってのは妙なところだろ」

「妙と言えば妙ですね。なにやらたくさんの人がいました」

「たくさんの医者がいて、少しの患者を見ている。とんでもない金を出してとんでもない機械を買い、とんでもない検査をしている。最先端医療というやつだ」

何が言いたいのかよくわからない。

「やりたくなったか、最先端」

「興味がないといえば嘘になります」

「まあそうだろう。栗ちゃんなら大学に行っても十分価値のある勉強ができるだろう」

「勧めているんですか？」

「いいや」

大狸先生はぱちりぱちりと散々打ってからモニターを見上げて絶句した。どうやら途中で打ち間違えたまま気づかずに打ち込み続けていたらしい。舌打ちとともに全部消去する。まことに果てしない作業だ。

私はひとつため息をついて横から乱入し、キーボードを奪ってカルテ記入を始めた。待っていたら夜が明ける。

私のブラインドタッチを見て、大狸先生は慨嘆する。

「いやぁ、世の中ってのは日進月歩だな。おれが生まれたころにはパソコンだってなかったのに、いまやカルテまで全部パソコン。クリックだ、ドラッグだと、勉強しても勉強しても追いつかねぇ。まぁしかし、クリックは不得手でも、ドラッグは俺たちの専門領域か。わははは……」

束の間の沈黙が広がった。静まり返った病棟に、私のキーボードを打つ音だけが無情に響いている。ひと気のない深夜の病棟である。私が突っ込まなければ、大狸先生渾身（こんしん）のダジャレも、ただただ沈黙を深める以外の効果を持たない。

とりあえず、大狸先生はもう一度わはははとひとりで笑ってから、少し寂しそうに私の顔を見た。ここは無視するに限る。

何事もなかったように答える。

「いいんですよ。先生はもっと大事なことをしていてください。カルテごときは私が埋めておきます。ひとりが全部できる必要はないでしょう。人には向き不向きというものがあるのですから」

若干の皮肉をこめて言ったつもりが、大狸先生は急に静かになった。ちらりと横目に見れば、なにやらにやにや笑っている。

「なんですか?」

「わかってるじゃやねぇか」

「なにがですか」

「〝向き不向き〟だよ」

大狸先生は、いきなり自慢の太鼓腹をぽんぽん叩き始めた。これは機嫌がいい時のしぐさである。

「医者にだって向き不向きがある。最先端から一般医療まで、ひとりで全部できる必要はねぇわな」

「…………」

「ただでさえ医者が足りねえご時世だ。それがこぞって最先端医療に打ち込んだら、誰が下町の年寄りたちを看取るんだ? 俺たちはそれをやっている。残念ながらひたすら死に行く年寄りたちを看取る仕事が好きなやつは少ないから、こういう病院は慢性的医者不足で、見てのとおり多忙を極める」

ぽんと腹を叩く。

「しかし栗ちゃんは、意外と嫌いじゃないだろ、こういう医療」

図星である。

「好きなことをやりゃいいじゃねえか。年寄りたちだって、栗ちゃんのこと好きだぜ」

初めての具体的な示唆である。

「残れということですか？」

「いいや」

「どっちですか」

「そんなことは自分で決めな。人の進路に口を挟んであとで責任とるの、おれ嫌だから」

にやにや笑いだ。

カルテはとりあえず大方書き終わった。

「ま、いろいろと悩むことだな。栗ちゃんならどこ行っても頑張れる。そいつは確かだよ」

大狸先生は、ぽんぽん腹を叩きながら病棟から去っていった。

狸と狐に化かされ続けてまもなく五年。

ある朝起きたら最初から全部夢だった、なんて落ちだけはやめてほしいと切に願った。


安曇さんのヘモグロビンが、6を切った。

ヘモグロビンは貧血の程度を示す値で、正常値は12〜15である。貧血が進むと徐々にさがってくる。それでも8程度あれば命にすぐ関わるようなことはないが、さすがに6を切るとまずい。断続的な下血の影響である。腫瘍からの出血は止める方法がない。二、三日前からは車椅子に移ることも禁じてベッド上安静としているが、それで止まるとは私も思ってはいない。

「また輸血ですか？」

青白い顔の安曇さんが申し訳なさそうに尋ねた。顔色は悪いが表情は悪くない。血液検査の結果に一喜一憂している我々に比べて、実に落ち着いたものである。

「もういいんですよ、先生。輸血のお薬だって、たくさんあるものじゃないでしょう。私のような者に使ったりしてもったいないです。もっと必要としている人だっているでしょうに」

この危急の時にすら、安曇さんは他人の心配をしている。

人とはどのような生き方をすればかかる境地へ到達できるのであろう。私など、同じ立場に立った時には、泣きながら輸血してくれと叫ぶくらいが関の山ではないだろうか。

「延命治療はいいんですよ、栗原先生」

「延命治療とは思っておりません。元気な安曇さんが、もうしばらく元気な時間をすごすための治療です」

私は指示簿に〝4単位輸血〟と記載した。

「安曇さんは看護師たちの間でも人気者でしてね、〝癒しの安曇さん〟の治療を怠っては、私が看護師たちにえらい目に遭わされます」

安曇さんはふふっと笑って肩をゆらした。

「ここは本当にいい病院ですね。看護婦さんたちはみんな明るくて優しくて、忙しいでしょうに、細かいところまで気がつく人たちで。それにとってもいい先生もおられます」

「その〝いい先生〟が私であるとすれば、まことに光栄のきわみです」

「本当はね、先生」

私を見る安曇さんの目が少し細められた。

「最初はちょっと心配だったんですよ。先生ってお若いし、なんだかちょっと変わってる方ですし、ちゃんと診てくださるか心配だったんです」

「安曇さんだけではありません。皆がそう言います。困ったものです」

私の返答に、安曇さんは小さく声をあげて笑い、

「今は先生に会えたことをとっても感謝しています」

こくりと頭をさげた。

日ごとに小さくなっていく印象の安曇さんだが、真っ白い布団の中から、おだやかな笑顔が華やかに輝いて、話している側が不思議な安らぎを覚える。若い看護師たちが〝癒しの安曇さん〟と言う意味もわからぬでもない。

ふとサイドテーブルを見ると、小さなメモ用紙の上に、〝一止〟という文字が大きく筆ペンで書かれている。言うまでもなく私の名前だ。

安曇さんが私の視線に気づいて、少し照れたように笑った。

「先生のお名前ってあんまり聞かない字面でしょう。不思議だと思って、書いてみたんです」

骨と皮だけにやせた手を伸ばして、そっとメモ用紙を取り上げた。

「書いてみてわかりました。これって、〝正しい〟って字なんですね」

私は苦笑した。

「正解です」

〝一〟と〝止〟という字をそのままくっつけると〝正〟という字になる。父の遊び心である。

安曇さんは感慨深げな面持ちで、じっとメモ用紙の文字を見つめている。

「一に止まると書いて、正しいという意味だなんて、この年になるまで知りませんでした。でもなんだかわかるような気がします。人は生きていると、前へ前へという気持ちばかり急（せ）いて、どんどん大切なものを置き去りにしていくものでしょう。本当に正しいことというのは、一番初めの場所にあるのかもしれませんね」

安曇さんは独り言のようにつぶやいた。ぽつりぽつりとつぶやく一言が胸に染みとおっていく。道楽者の我が父が安曇さんの反応を聞けば、喜んで延々と漢字の講義を始めることであろう。

ふいに窓から差し込んできた冬の夕日が、安曇さんの横顔を明るく照らした。安曇さんは微動だにせず、じっと私の名前を見つめていた。

十二月二十日が、安曇さんの誕生日だと気づいたのは、いつもながら細部に配慮の行き届く東西のおかげである。

「七十三歳の誕生日だそうよ」

十二月十九日にそういうことを言う。

いきなりそんなことを言われても、多忙を極める私の生活で、何かしてやれることがあるわけもない。

この時期、例年のことながら高齢者の肺炎が急増し次々と入院してくる。病床はほぼ満床が続き、それを管理する医者にとっては、過酷な労働が続いている。

二日前は当直であったし、昨日は九十五歳の寝たきりの老人が亡くなった。今だって亡くなりそうな高齢者は片手の指の数を超えている。

そういう救い難い労働環境で、慢性的な睡眠不足とコーヒーの飲みすぎによる胃痛を抱えているのだから、病棟の枝葉のことまで思考が回らない。

「誕生日か、めでたいな」

右から左に聞き流す形で、電子カルテを打ち込みながら、とりあえず返事だけしておいた。

「誕生日になにか願い事があるかって聞いたら、もう一度山を見たいんですって」

ちらりと見上げると、東西が意味ありげな顔をしている。

車椅子移乗も禁じてベッド上安静にしてからもう五日が経過している。病室の窓は南向きであるから、西方の穂高連峰を眺めることはできない。

安曇さん自身は、ときどき少し水を飲んだりテレビを眺めたりするくらいで、あとはただぐったりと天井を見つめているだけの日々だ。私に向かっては何も繰言など言わないが、やはり毎日眺めていた山が見えないのは寂しいのだろう。

しかし、うかつに動かして大出血を起こすようなことになると致命的である。

「……外出の許可をよこせと言っているのか？」

「そんなこと言ってないわ。ただ明日が安曇さんの誕生日で、安曇さんが外に出たがっているって言ってるだけよ」

東西の声にかぶせるように、ふいに通りがかりの水無さんが口を挟んできた。

「あと、あのグレーの老紳士も〝できれば安曇さんを外に連れて行ってあげたい〟って言っていましたよ」

じつに用意周到な連中である。私に上申する前に、すでに近親者の意向を確認しているという寸法だ。

本人が希望しており、周囲も納得しているなら、その望みを叶(かな)えてやるのが筋というものであろう。あとはこの危険な病状でのリスク管理だけということになる。

むろん、責任を負うのは私だ。大量の患者をかかえて睡眠不足と過労でぐったりしていることの私だ。

「外堀を埋めるのがうまくなったな、東西」

「なによそれ」

大坂冬の陣では、徳川方は講和に見せかけて見事に大坂城の堀を埋め尽くした。それが夏の陣の勝敗を決めたと言っていい。要するに大坂城は陥落した。天下の大坂城の場合は、家康の周到な奸智が内堀まで埋めさせたのだが、田舎の平城程度の許容量しかない私の場合は、外堀だけで万事休すである。

私はカルテを打つ手を止めて、ため息混じりに振り返った。

「で、どうすればいいんだ？」

東西と水無さんは、顔を見合わせてにっと笑った。

十二月二十日、午後一時。

血圧の落ち着いている頃合いを見計らって安曇さんを車椅子に移した。そこからエレベーターホールへ向かい、病院屋上へ。付き添うのは東西と、休みの日に私服で病院に出てきた水無さんである。まったく仕事熱心なのにも困ったものだ。私は午前の胃カメラをなんとか早めに終わらせて、三十分の時間をつくり、一行に同道した。

車椅子に移った安曇さんの顔色は思っていたよりは良い。セーターの上にコートを羽織り、マフラーを巻いて完全冬対策の装いだ。頭には、赤茶けた可愛らしい毛糸の帽子。なんだか安曇さんによく似合っている。

「帽子、似合っていますね」

私の声に、安曇さんは嬉しそうにうなずいた。

「三十五年も前の夫のプレゼントなんですよ」

なんと私が生まれる前の品物である。

「この帽子はお墓まで持っていくんです。私が死んだ時は、きっと頭にかぶせてくださいね」

安曇さんの表情に悲観はない。まるで次の外来の日取りを聞くような自然体である。私はつまらぬ世辞は言わず、黙ってうなずいた。

本庄病院の屋上は、北側はヘリポートとして利用されているが、南側は立ち入り自由の憩いの場として開放されている。夏場は、昼間から家族に連れられた患者たちの姿がちらほら見えるが、この師走の半ばに氷点下の病院屋上にやってくる物好きはいない。洗濯物だって、こんなところに干したら乾く前に凍りつく。

エレベーターを降り、屋上に出たところで、安曇さんがまぁっ、と感嘆の声をあげた。

天気は快晴、蒼穹（そうきゅう）は抜けるように高い。

三日前まで降り続いた雪のおかげで町並みは白く、おかげで町全体がまぶしく輝いて見える。

そして西のかなた。

安曇野（あずみの）の向こうに連なる北アルプスが、乗鞍（のりくら）、常念、爺（じい）ヶ岳、鹿島槍（かしまやり）、と、名高い名峰ことごとくくっきりと稜線（りょうせん）をあらわにし、驚くほど近く見える。絶景と言っていい。

私自身もこんなところまでやってくる機会は珍しいことであるし、美しい松本平の雪景色に人心地を得た。

安曇さんは、最初の感嘆の声をあげたあとは、言葉もなく目を細め、まぶしげに北アルプスの山々を見つめている。その心に去来するものは、故郷の記憶か夫との思い出か、我々が知る由もない。ただできることは、黙ってそばについていることだけである。幸い今のところポケットの中の院内ＰＨＳは静かに沈黙を守っている。

二十分あまりが過ぎたところで、ようやく安曇さんは我に返ったように私を見上げた。

「先生、私ずっと自分は不幸な身の上なんだって思っていたんです」

唐突である。

「夫は四十二歳で脳溢血（のういっけつ）で急死しました。あれから三十年、本当に寂しい思いばかりしてきました。寂しい寂しいと思いながら、それでも訳（わけ）もわからずここまで生きてきました。ようやく寂しさに慣れたと思ったらこんな大病をし、大学の先生には見捨てられてしまい、やっぱり孤独で……それだけの人生でした」

安曇さんの吐き出す息が白く煙って立ち上る。

東西と水無さんも何も言わずに聞き入っている。

「でも、最後の最後にこんな幸せな時間が待っていたなんて、本当に人生というものはわからないものです」

一語一語を選び出すように、ゆっくりと言葉を紡（つむ）いでいく。おだやかなその声は、私の心の奥底にまで染みとおり、やがてぬくもりとなって胸の内に広がっていく。

私は改めて思う。支えられているのは、私のほうなのだ、と。あなたの声を聞いて私はたしかに力づけられるのだ。しかし、この事実を伝えるのは難しい。

私は白衣のポケットから小さな箱を取り出して、安曇さんの膝の上に置いた。

「七十三歳の誕生日が、少しでも良き日であることを祈って」

私の言葉に、安曇さんは小さな目をいっぱいに見開いた。

「たいしたものではありません」

私はまことに何でもないことのように言ってのけた。安曇さんはしなびた手で震えながら紙包みを開いた。

〝文明堂〟

古風な老舗の紋とともに、その文字が見えた時、安曇さんは頭を垂れて肩を震わせた。

「先生……」

「食べたいとおっしゃっていた洋菓子です。この町も捨てたものではないですね。駅前の古い百貨店で売っていました。見つけてきてくれたのは、私の有能なる細君の手際であって、私の関与するところではありませんが……」

気が付けば、安曇さんはぽろぽろと涙をこぼしていた。

文明堂の箱をぎゅっと握ったまま、安曇さんは嗚咽をこらえつつ、

「こんなに生きているうちに幸せになっては……夫に合わせる顔がありません……こんなに……なんと言っていいのか……」

ふるえる安曇さんの手を、東西がそっと握り締めて言った。

「今の時間を少しでも楽しく幸せに過ごしてください。私たちこそ優しい安曇さんの笑顔を見ていつも元気をもらっているんですから」

まことにその通りなのである。

安曇さんは、ただただ涙をこらえてうなずいている。

私も何か励ましの言葉でもかけることができれば格好がつくのであるが、例によってそういう言葉が苦手である。訳知り顔でとりあえず何度もうなずいておいた。

ふいに、冬の冷気をつらぬいて、ＰＨＳが無粋な呼び出し音を響かせた。

通話ボタンを押すと同時に看護師の慌てた声が飛び込んできた。東３病棟で急変である。昨夜から悪化していた重症肺炎のおじいさんだ。

いつものことながら間が悪い。しかし放置するわけにもいかぬ。

「ほどほどのところで病室に戻ってください。風邪をひかぬように」

私は涙を浮かべた安曇さんに会釈し、東西に目だけで合図して身を翻した。鮮やかな冬の日差しと凍てつく冷気を振り払って、屋上をあとにした。

安曇さんが急変したのは、それから二日後のことであった。

深志神社の灯籠がやけに赤い。

私は深夜の境内の欄干にもたれかかって、並んだ灯籠をたゆたう視線で悄然と眺めていた。

普段なら、赤から連想するのは血である。物騒ではあるが、仕事柄というものである。

だがその夜私が連想したのは、安曇さんのあの赤茶けた毛糸の帽子であった。

十二月二十二日、午後九時十五分。

それが死亡時刻となった。

経過は驚くほど短い時間で決着がついた。

夜九時すぎ、病棟でいつものごとく電子カルテを打ち込んでいる私の耳に、モニターアラームが鳴り響いた。よくあることであるから、慌てもせずに首だけひねって病棟モニターを確認して、私は息を呑んだ。

３００号室、脈拍低下アラーム！

安曇さんの脈がいきなり30台まで低下したのだ。と同時に病室から看護師の悲鳴に近い声が聞こえた。

病室に飛び込んで最初に見たものは、シーツ半分を真っ赤に染めた下血だった。ベッドの向こうで、夜勤の新人看護師がパニックになって右往左往し、その傍らで、心電図モニターがけたたましいアラーム音を響かせている。

床上に目を向ければ、いつものごとく穏やかな寝顔の安曇さんが見えた。

「安曇さん！」と叫んだが、反応はない。

脈をとったがほとんど触れない。モニターでは脈拍は30前後。手早くタッチパネルを操作して三十分前までのバイタルを呼び出すと、短時間ながら頻脈が記録されていた。大量下血にともなう出血性ショックだ……。私はとにかく、呆然としている看護師に「点滴全開！」と叱りつけるように告げた。

その間に、頭の中には無数の選択肢が走り抜ける。

昇圧剤をつかえば一時間くらいは血圧が上がるかもしれぬ。呼吸は人工呼吸器をつなげばしばらくは大丈夫だ。その間に輸血の準備をして、大量輸血を行えば、もしかしたら持ち直すかもしれない……。

そこまで考えていながら、しかし私はそれ以上の指示を出さなかった。

このままで、と安曇さんが言ったような気がしたのだ。

しばしば医療の現場では患者の家族が「できることは全てやってくれ」と言うことがある。五十年前までの日本では日常の出来事であったし、その結果のいかんに関わらず、その時代はそれで良かった。拙劣な医療レベルの時代であれば、それで良かった。

だが今は違う。

死にゆく人に、可能な医療行為全てを行う、ということが何を意味するのか、人はもう少し真剣に考えねばならぬ。「全てやってくれ」と泣きながら叫ぶことが美徳だなどという考えは、いい加減捨てねばならぬ。

助かる可能性があるなら、家族の意思など関係なく最初から医者は全力で治療する。問題となるのは、助からぬ人、つまりは寝たきりの高齢者や癌末期患者に行う医療である。

つまりは、安曇さんのような人に行う医療である。

現代の驚異的な技術を用いて全ての医療を行えば、止まりかけた心臓も一時的には動くであろう、呼吸が止まっていても酸素を投与できるであろう。しかしそれでどうするのか？　心臓マッサージで肋骨は全部折れ、人工呼吸の機械で無理やり酸素を送り込み、数々のチューブにつないで、回復する見込みのない人に、大量の薬剤を投与する。

これらの行為の結果、心臓が動いている期間が数日のびることはあるかもしれない。

だが、それが本当に〝生きる〟ということなのか？

孤独な病室で、機械まみれで呼吸を続けるということは悲惨である。今の超高度な医療レベルの世界では容易にそれが起こりうるのである。

命の意味を考えもせず、ただ感情的に「全ての治療を」と叫ぶのはエゴである。そう叫ぶ心に同情の余地はある。しかしエゴなのである。患者本人の意思など存在せず、ただ家族や医療者たちの勝手なエゴだけが存在する。誰もがこのエゴを持っている。

そしてこの時、私の心中を占めたものも、醜悪なるエゴであった。

大量の輸血を行い、昇圧剤をつかい、場合によっては人工呼吸器につないで呼吸を確保する。うまくいけば数日は持ちこたえるかもしれない。信州一帯の貴重な血液製剤を取り寄せて輸血すれば、安曇さんの心臓は二日くらいは動いているかもしれない。

なすべきか、なさざるべきか……。

医者の権限のすさまじさは、これらの事柄がただちに実行できることにある。

だが、蹌踉とした我が心を地に落ち着かせたのは、ほかならぬ穏やかな安曇さんの横顔であった。

本当に、いつものごとく眠っているだけのように見える横顔。

これもまた命のひとつの形なのである。

ただ心臓を動かすためだけに、その形を打ち崩し、チューブだらけの機械で埋め尽くす。そんな無礼をけして許さぬ「命の形」が確かにそこにあったのだ。

「先生……血圧が下がります……」

急変に駆けつけてきた年配の看護師が、慌てて声をあげた。

モニターでは血圧はすでに測定できないくらい下がっている。脈拍20台……。

「……いい」

私ははっきり言ったつもりだったが、声はかすれて届かなかった。

怪訝な顔をしている看護師たちに、今度こそ私ははっきりと告げた。

「このままでいい。見守ろう。やっと旦那さんに会えるんだ」

私の声に、年配の看護師が小さくうなずくのが見えた。私の判断は独善ではないはずだ。

いつも見舞いにくる紳士へ連絡するよう指示を出し、私は再度モニターを見た。

落ちる脈拍数、やがて呼吸が止まり、数刻ののち心停止。

十二月二十二日、午後九時十五分、死亡確認。

私が声に出して死亡宣告をしたとたん、新人看護師の泣き出す声が聞こえた。となりの年配看護師も溢れる涙を隠すようにハンカチで目を覆った。

安曇さんは、どの看護師たちにとっても〝癒し〟をくれる不思議な温かい人だったのだ。

私は泣かなかった。いちいちの死に涙を流してなどおられぬのだ。

私はやにわに安曇さんの右手を布団から取り出し、ぐいと握手を交わした。

〝お疲れ様、安曇さん〟

握り締めた手は、まだ温かかった。


死亡診断書を書き終えた時、私は言葉にならぬ虚無感に囚われて天を仰いだ。

去来するのは、最近数日の間に自分の行った数々の判断。

ベッド上安静の危険な状態で極寒の屋外への外出を許可したこと、消化管出血だというのに本人が食べたいというカステラを買ってきたこと、急変時に輸血もせず見守ったこと……。

私の足元をゆさぶるように、ゆらゆらと無数の異なる選択肢が脳裏をよぎっていく。

別の医療を選ぶことだってあり得た。

外出は許可せず部屋に閉じ込め安静を守ってもらう。カステラはもとより一切の経口摂取を中止し絶飲食を継続する、急変すれば輸血から心臓マッサージまでフルコースで行う。もしかしたら予後は一週間くらいは延びたかもしれない。だが……、

……そんなものに意味はない！

そう叫び出したい。だがその考えすらもエゴでないと誰が言い切れるであろうか。

私は立ち上がり、３００号室に足を向ける。

さきほどまで病室には、連絡を受けて駆けつけた老紳士がいたのだが、今は誰もいない。老紳士は、しばらく別れを惜しんだあと、安曇さんの帰宅の準備や近隣への連絡のためにいったん立ち去ったのだ。

白布をとると安曇さんのいつものおだやかな顔が見えた。看護師たちが丁寧に化粧をしたのだろう、まったくもって普段の顔と変わりがない。

これでよかったであろうか、それとも一日でも多く、生きたかったであろうか。

問うて答えてくれるわけもない。

唇をかみ締めた時、ふと私は大切なことを思い出した。

赤茶けた毛糸の帽子。

旦那さんからのプレゼントだという帽子を、墓まで持って行きたいと言っていたではないか。死んでしまった時にはかぶせてください、と頼まれたのは、あの屋上に行った日のことではなかったか……。

私は薄暗がりの病室の小さな戸棚を開けた。

毛糸の帽子はすぐ見つかった。手にとって、安曇さんの頭にかぶせてやろうと広げたところで「おや」と私は声に出してつぶやいた。

帽子の中に何かが入っている。取り出してみると紙の束。

便箋（びんせん）の束で、一番上の紙に「栗原先生へ」と記されている。

それは亡くなった安曇さんからの手紙であった。

〝拝啓、私の大切な栗原一止大先生様〟

安曇さんらしい、小さな柔らかい文字が並んでいる。

〝先生がこの手紙を読んでいらっしゃるということは、私はもう夫に会いに旅立ってしまったあとのことなのでしょう。私にあの帽子をかぶせてくださるという約束を忘れずにいてくださったということですね。重ね重ね感謝に耐えません。

私は先生に会えたことを本当に感謝しています。ずっと運命の神様を恨んで生きてきましたが、最後の最後に恨みを全部返上して何百倍もの感謝をしています。勝手なものですね。

大学病院に行った時、えらい先生に言われたことを思い出します。「大学は安曇さんのような人を診る場所ではないのです」と。ではどこで診てもらえばよいですか、と問うても大学の先生は困ったような顔をしているだけでした。でも、私はその時、すぐ先生の顔を思い出したのです。きっとどこかで、先生はこんな治りもしない病気のおばあさんにだって手を差し出してくださると、私にはわかっていたんですね。

病むということは、とても孤独なことです。

先生、どうかご苦労の絶えぬ身とは思いますが、私にくださった温かい時間をこれからも多くの孤独な人たちにつくってあげてください。いつもなにか考え込んでいらっしゃる様子をお見受けしましたが、私には相談に乗って差し上げるだけの器量も時間もありませんでした。でもひとつ確かなことは、先生は私にすばらしい治療をしてくださったということです。

病いの人にとって、もっとも辛いことは孤独であることです。先生はその孤独を私から取り除いてくださいました。たとえ病気は治らなくても、生きていることが楽しいと思えることがたくさんあるのだと、教えてくださいました。

万が一、先生が何事かにつまずき自信をなくしてしまうようなことがあった時は、私は声を大にして言います。

私は先生のおかげでこんなにも楽しい時間をすごせました、と。

もしかしたら、夫が亡くなってからの三十年でもっとも楽しい時間ではなかったか、と。

なんだか急に眠くなってきました。もっともっとお伝えしたい気持ちはありますが、これくらいにしておきます。

どうかどうかご自愛のほどを。

天国より、めいっぱいの感謝をこめて、安曇〃

どれほどの時間が経ったであろうか……。

薄暗い病室で、私はただじっと、何かを待つように立ち尽くしていた。赤茶けた毛糸の帽子と天国からの手紙を握りしめたまま。

待っても待っても、逝(い)ってしまった安曇さんが何かを言ってくれるわけでもないのに、じっと立ち尽くしていた。

ぽつりぽつりと、ふいに雨が降り出した。いかん……、大切な手紙が濡れてしまう……馬鹿を言っちゃいけない。ここは病室だ。部屋の中でなぜに雨が降る……。

文字がうるんだ。濡れた文字がぼやけた。

泣いているのだ。

私が泣いているのだ。雨など降ろうか、全部涙なのだ。

嗚咽……。

慟哭(どうこく)……。

そして慟哭……。

よくもこれほど涙が出てくる……。

手紙をぐいと握り締めた時、サイドテーブルの上の小さな箱が目に付いた。

カステラの小さな箱。懐かしい装いのロゴマーク。

箱の片隅には、半分以上残ったカステラが申し訳なさそうに身を寄せ合っていた。

深志神社の灯籠が赤い。

安曇さんを無事病院から送り出して、私は抜け殻になったような徒労感を覚えつつ、帰路についた。

帰路にはついたものの、神社の赤い灯籠の光に誘われるように境内に腰をおろし、空っぽの頭で空を見上げていた。

ずいぶん時間が経ったような気がして慌てて懐中時計を見たが、時刻は夜の十一時十分。病院を出てからまだ十分ほどしか経っていない。

ゆっくりと立ち上がって、赤い灯籠の間を歩きだした。後頭部のあたりがぼんやりとしていて考えがまとまらぬ。鎮守の森が、夜風にゆれてざわりと騒いだ。

形にならぬ哀感と対象の定まらない憤り、それらが走馬灯のように近づいてきては駆け抜けてゆく。

人が死ぬとはそういうことである。

いつものことながら思う。

私は悲しむのが苦手だ……。

縄手通りへと足を向けながら私は携帯電話を手にとって細君の電話をコールした。

「はい」といつもの華やいだ声が応じた時、なにやらふいにほっとため息がでた。人の心とはかくも複雑でかくも単純なものである。

〝……どうかしましたか、イチさん〟

黙っている私を案じた細君が言った。

〝また誰か亡くなったのですか？〟

あいかわらずの慧眼である。思わず苦笑する。

「ハルはすごいな」

〝大丈夫ですか？〟

「大丈夫ではある。ただ、これが仕事とわかっていても、なかなか心の落ち着く先が見つからぬ。こういう時は、例のごとく九兵衛で美酒をかたむけてから帰るのがよいかと思ってな……」

〝私もご一緒して良いでしょうか？〟

やさしい声である。

「そうしてもらえるとありがたい。ハルと飲む酒は、二級酒でも大吟醸の味がする」

〝そんなことを言っては九兵衛のマスターが悲しみますよ〟

明るい声が私の心を温めてくれる。すぐ支度して行きますね、先に始めていてください、と言って電話は切れた。

気付けばもう女鳥羽川の橋の上である。時刻は十一時を回っているが、幸い今宵の九兵衛はまだ明かりがついていた。

がらりと引き戸をあけると、いつものいかついマスターの顔が見えた。

ぐるりと店内を見渡せば、カウンターに客がひとりだけ。

黒い巨大な化け物のような大男だ。慌てて目をそらす。

黒い化け物？

そらした目をもう一度戻して私はつぶやいた。

「次郎か……」

「一止じゃねぇか」

怪物が眉を開いて私に声をかけた。


「夜明け前」がありますよ、とマスターがにこりともせず告げてくれた。

信州は辰野（たつの）の地酒である。蔵は小さく、全国に出回るほどの出荷量があるわけではないが、甘酸辛がほどよくバランスのとれた切れ味のよい酒だ。ラベルは藤村の嫡男（ちゃくなん）、楠雄（くすお）氏の直筆（じきひつ）をそのままプリントした味わいのある姿である。

その味わいある文字を見やって、ふと学士殿を思い出した。

出雲に帰って元気でやっているだろうか……。いや、案ずるには及ぶまい。あの学士殿のことだ、いずれ時を得れば、再び華やかに一献を交わす時が来るだろう。

傍らを見れば、次郎はいつものごとく「呉春」である。ワンパターンな男であるが、呉春がうまいことに変わりはない。あのろくでもない砂山ブレンドを飲む男が、酒の利きだけは確かとは納得のいかぬものであるが。

杯を持ち上げた手を止めて、次郎がつぶやいた。

「そうか、安曇さんが逝ったのか……」

目ははるか遠く、ここにはないものを眺めやるように細めている。

「あの優しいばあさんがな……」

私はマスターの注いでくれる「夜明け前」をありがたく杯で受けた。

「二時間前だ。あっという間だった」

「あっという間か……」

ぐいと杯を傾ける。

「良かったじゃねぇか！」

不必要にでかい声だ。

「なにがだ？」

「胆のう癌は痛みやら腹水やらで苦しむことの多い病気だ。それがぽっくりと逝けた。良かったじゃねぇか」

「……お前とハルには、たった一つだけ見事な共通点がある。汚泥の中にも利点を見つける、おそるべき前向き思考だ」

「馬鹿を言え、お前がだいたい悲観的後ろ向きでいけねぇんだ。まさかと思うが、安曇さんの件ですら、自分の力が及ばなかったとか、治療が悪かったとか考えているんじゃねぇだろうな」

前にも言ったが、酔った次郎はときどき核心を突くようなことを言う。思わずどきりとするが、顔に出してたまるものか。一層憮然として杯を手に取る。

次郎は「呉春」の瓶に目を向けたまま続ける。

「安曇さんは幸せだったと思うぜ。病院の屋上からアルプスを眺めたり、最後に食べたかったカステラを食べたりできたんだろう？　こんな多忙な生活の中で、おれにはとてもそこまで考えてやれねぇ。お前はたいした男だよ、まったくたいした男なんだ」

珍しくほめ殺しである。その上、安曇さんの件にずいぶんと詳しい。

「なんだ、北４病棟のお前が、南３の出来事にずいぶんと詳しいではないか」

私の言葉に、次郎はまあな、とにやりと笑っただけだ。なんだ、いつもと反応が違う。いささか不愉快である。

「だいたいお前がひとりで九兵衛で飲んでいるなど極めて異例のことだ。なにを企んでいるのだ」

「待ち合わせだよ。人を待ってるんだ」

「待っている？　待ち伏せている、の間違いじゃないのか？」

「うるせぇ、おれにだってそれくらいのロマンスはあるんだ」

ろまんす、とは笑える。私の頭の中では、ゴジラが花束を持って右往左往している姿が思い浮かぶ。歩いたあとには瓦礫の山だ。

私の思考など頓着せずに、次郎が話を改めた。

「それより、大学病院の件はどうなった？　今回がいい機会じゃねぇか。ひとつ本庄病院から離れて高度医療というやつをやってみる気になったか？」

「……大学病院には安曇さんのような患者はおらんのだな」

「まあそうだ。治療のできない患者を看取るのは大学の仕事じゃないからな。あそこは専門医療、高度医療、だ。本庄病院ではできないような治療がまだまだたくさんある」

「……私には本当にそれが必要なのか？」

私のつぶやきに、次郎は「呉春」に向けていた目をゆっくりと私へ向けた。

私は黙ったまま杯をあけた。

続けてマスターに「佐久の花」を所望する。

これはその名の通り東信地方佐久の地酒で細君の好きな逸品である。「夜明け前」と並ぶ信州の名酒だ。「夜明け前」同様に小さな蔵で、年によって味がかなり変わるところがまた面白い。

「おい、一止。本庄に残ることを考えているのか？」

「……正直言ってわからん。だが、高度医療とやらを学んでいる間にも、そんなものを必要としない患者たちがひとりぼっちで死んでいるのは事実だ」

私の左手はポケットの中にある。その手の中には安曇さんの手紙が握られている。

病むということは、とても孤独なことなのだ。

「私は、カステラを買っていってやるのは嫌いではない」

正しい医療などというものは、私には皆目見当がつかない。未来に対する確信など存在しない。しかし、安曇さんは楽しい時間をすごすことができたと言ってくれた。そこに高度医療の入る余地など最初からなかった。私はただ、今の自分にできることを行っただけなのだ。いささか感傷的にすぎると言われればそれまでだが。

「結論が出ぬのであれば、出るまでじっくりと考えればよいと思っている。生き急ぐのは、私の性に合わない」

次郎がしばらく沈黙したのち、

「とりあえず、今しばらくは本庄に残る。その先はわからん、ということか……」

私は沈黙をもって応じた。

「ひたすら年寄りやらアル中たちを見守っていく。末期癌患者と時間をすごす。それでいいのか？　日進月歩の医療の世界で、お前は立ち止まったままでやっていくつもりか？」

さらに沈黙をもって応じた。

ややあって、次郎は肩をすくめて笑った。

「なんとなくだがな、一止……」

「なんだ？」

「そういうことになるんじゃねえかと思っていたんだ」

「お前の予測どおりになるくらいなら、今からでも結論を変えてもよい」

「馬鹿なことを言ってるぜ」

大声で笑う。

「まあいいわさ。お前の言うとおり、正直何が一番いい選択肢なのかなんて俺にもわからんのだ。俺のように大学病院で学んだ人間からすればそれがいいものだと思ってしまう。だが、お前にはお前にしか見えないものがあるのだろう」

杯を傾ける。

「実際、安曇さんはお前のおかげで幸せに逝ったんだ、間違いなくな」

私にとってはそれが最高の褒め言葉だ。

ふいにこみ上げてきたものを、慌てて「佐久の花」とともに飲み下した。

置いた杯に、マスターが「佐久の花」をもう一杯満たしてくれた。

これはサービスですよ、と告げるのが聞こえた。どうも、私の周りにはいかつい顔の割に優しい人間が多くて困る。

「まぁ、学ぼうと思えば十年経っても学べる。今は信じる道を進むしかねぇわけだな。おれとしてもお前が残ってくれりゃ、安心して仕事ができる。東西さんだって喜ぶだろうよ」

「うかつなことを言う奴だな。お前こそ、水無さんのほうはどうなってるんだ。黒い巨人の報われぬ片思いの……」

話の途中で、がらりと九兵衛の表の戸が開いた。

細君が来たのであろうと振り返ってみて、私ははたと目をとめた。白のハーフコートにデニムのミニスカート姿の可愛らしい女性が立っている。栗色の髪をショートカットにした、どこかで見覚えのある女性だ。

首をかしげる私を見て、女性のほうはずいぶん驚いたように目を見開いた。

次郎が軽く手をあげて、彼女を招いた。

「すまん。一止に偶然会ったんだ」

なんだ、次郎の知り合いかと納得しかけて、にわかに記憶がひらめいた。飲みかけた杯を止めて、間の抜けた声で応じた。

「水無さんではないか」

えらくめかし込んでいるおかげで印象がずいぶん異なっている。すぐには気付かなかったのだ。

「こんばんは、栗原先生」

水無陽子はぺこりと頭をさげた。

「こんなところで何をしているんだ。こんな遅い時間に女の一人歩きなど危険ではないか。世の中には、この黒い怪物のような不埒(ふらち)な男が、百鬼夜行の闇にまぎれて徘徊(はいかい)しておるのだぞ」

私という男は、しばしば重要な場面で空気が読めない。

水無さんはといえば、真っ赤な顔でなにやらどぎまぎしている。

「すまん、一止。まだ言っていなかったんだが……」

次郎を振り向けば、見たこともないほどデレデレした気色の悪い笑顔である。

「付き合ってるんだ」

「………おれはお前と付き合った記憶はない」

「馬鹿、水無さんとだよ。一週間前からだ」

恐竜がとてつもない妄言を吐いている。

まだ二杯半しか飲んでいないのだから、私が酔うて聞き間違えているのではなく、次郎の阿呆が阿呆なことを叫んでいるのだ。そうに違いない。

「冬の寒さで大脳皮質が凍り付いているのではないか、次郎」

「一週間前から陽子と付き合い始めたんだ。射止めたんだよ、おれの天使を」

大声で妄言を放つ知己を、私は精いっぱいの同情をこめて眺めやった。

とうとう我が明晰(めいせき)なる知己も、色恋という名の不治の病に捕らわれて帰らぬ人となってしまったらしい。深くため息をついた。

しかし次郎のすぐ隣に、水無さんがちょこんと腰かけ、驚くべきことを言ってのけた。

「栗原先生、次郎さんの言っていることは本当です。突然ですが、今後ともよろしくお願いいたします」

耳まで真っ赤になった水無さんは、そう言ってぱっと頭を下げた。

……運命の神様というやつも、時には奇抜なジョークを飛ばしたくなることがあるらしい。

「美女と恐竜」が現実のものとなったわけか。

デレデレ笑顔の黒い大男と耳まで真っ赤になった娘とを見比べて、私はかける言葉も見つからない。何も悪いことをしていないのに、なにやら私の方が居心地が悪い。

……なるほど。

ふいに合点がいった。

次郎が安曇さんの件にやたら詳しかったわけである。情報源はここにあったのだ。

やがて、挙動不審の私を救うように、表の引き戸が開いて待ちわびた細君が顔を出した。

「遅くなりました、イチさん」

会釈した細君は、店内を一望して、

「あら、砂山先生もいらっしゃったんですね。まあ可愛い彼女さんを連れて」

にっこり笑って改めて二人に頭を下げた。

一見するだけで瞬時にあらゆる状況を察する細君の慧眼には、いつもながら恐れ入る。

サービスの「佐久の花」を飲み干した私としては、マスターに「飛露喜」を一杯所望する以外に、良策を思いつかなかった。

来年度は大学へは行かず、このまま本庄病院で働き続ける。

その結論を伝えた時、古狐先生は五日間の泊まりこみの最中で、久しく見なかったほど青白い顔色であった。

「……いいのですか……？」

心配そうに首をかたむける姿は、まるっきり幽霊である。

「良いかと問われれば、正直わからないとしか言えません。しかし、〝今は〟これでいいのです」

「苦しい職場ですよ、ここは」

「わかっています。だからこそ誰よりも顔色の悪い先生を、置いていくわけにはいきません」

私の言葉に、古狐先生は細い目を少しだけ不思議そうに大きくし、それからすぐ目を細めて微笑んだ。言葉はなく、しばらくはゆらりゆらりと頭を動かして何か考え込むようにしていたが、やがてゆっくりとうなずいた。

そうですか、とぽつりとつぶやく声が聞こえた。ずりおちたメガネの向こうで細い目が優しげに輝いている。

「先生には、いろいろ手配していただきながら申し訳ありませんでした」

「あれは私が勝手にやったことですよ」

古狐先生が少し首をかたむけてから、今度は大きくうなずいた。

「うん、私も本当は嬉しいのです。あなたがこの医療の底辺のような病院を肯定してくれたことがね」

難しいことをおっしゃる。

「では栗原君」

ゆっくりと右手が差し出された。

「来年もまたよろしくね」

私は古狐先生の骨と皮だけの細い手を握った。

握り返された手は、思いのほか力強いものであった。

「お前は馬鹿だなぁ」

大狸先生の第一声はそれである。

「馬鹿ですか？」

「馬鹿だよ。まったくもって馬鹿だ」

来年度の結論を伝えた直後から、大狸先生は馬鹿を連呼している。

「四月になったって医者が増えるわけじゃない。医者は増えてないのに、患者の数は毎年増えているんだ。これからもすっごく忙しいぞぉ。大丈夫かぁ」

「……急にやめたくなってきました」

「冗談だ、冗談」

わははは、と大声で笑ってから付け加えた。

「まったく……若いころの俺にそっくりだぜ」

私は思わず苦笑した。

〝俺にそっくりだ〟というのが、大狸先生が嬉しい時に使う最上級のいたわりの言葉であることを私は知っている。ゆえに黙然として頭を下げた。

大狸先生は、それ以上は何も言わず、ぽんぽんと腹を何度も叩いていた。

やがていきなり思い出したように、

「おおそうだ、ちょうど良かった栗ちゃん。救急部に肺炎が二人と消化管出血が一人来ているらしい。入院らしいから、主治医頼むわ」

いつもながら、さらりとろくでもないことを言う。

「今の私の受け持ちはすでに三十七人ですが……」

「じゃあちょうど四十人か。たいしたものだなぁ、栗ちゃん。来年も居てくれるとなると俺も安心だわ」

「私は不安になってきました」

「栗ちゃんなら大丈夫だ、俺がちゃんと付いている」

「それが不安なのです」と言うより早く、大狸先生はひらひらと手を振ってどこかへ行ってしまった。都合が悪くなるといなくなるのも大狸の常套（じょうとう）手段である。化かされ続けてまもなく丸五年が経つというのに、いまだに凝りもせず残ろうというのであるから、私も相当な物好きであろう。

まあいい。これが私の選んだ道というものだ。

人には向き不向きというものがある。

患者たちの笑顔を見ているのが楽しいと感じるのであるから、私にはこういう医療が向いているのであろう。

とりあえず萎（しお）れそうになる我が心にそう言い聞かせてみた。

いつものことながら、深志神社を抜けて帰路へとつく。

境内から月明かりの病院を振り返れば、今日のデーダラボッチは、肩に白い雪を積もらせて考え込むようにうずくまっている。

中町通り、縄手通りを渡って松本城に行き着くと、いつもの内堀の角に、三脚を立ててカメラを構えた細君の姿を見つけた。

マフラー、手袋、草色のコートを着た冬支度であるものの、師走末のこの町はやはり寒い。マフラーの口もとから白い息が立ち上り、手袋の手をすりあわせている華奢な細君の姿は、ずいぶん頼りなく儚(はかな)げだ。いつものことながら心配になるものの、氷点下20℃の冬山にだって登頂するのであるから、杞憂(きゆう)であろうと思い直す。

凍りついた雪を踏みしめる私の足音に、細君が気付いて顔をあげ、嬉しそうに手を振った。私は季節はずれの野草でも見つけたような何気ない顔で首肯して歩み寄るが、内心はなにやら嬉しい。そういうものである。

「おかえりなさい、イチさん」

「毎度のように二の丸でハルに迎えられると、私は松本城の城主にでもなった気分になるな」

ふふっと笑って、細君は手際よくカメラを片付け始める。

「ゆっくりやっておってよいぞ。別段急いて帰る理由もない」

「いいえ、今日はそうもいきません」

小柄な細君が、ぱたぱたと巨大な三脚をたたむ姿は、働き者の小人を連想させる。見ていてなにやら面白い。

「何かあるのか？」

「今日はなんの日か、なんて、イチさんが気付いているはずもないですね」

細君は口調のわりには楽しそうである。

「結婚記念日でないことは確かだ。私がすっぽかして、一年は経っておらぬからな。ハルの誕生日でもない」

「今日は十二月二十四日です」

「…………」

私は黙してから、はたと気付いた。

なるほど見回せば、日ごろは年寄りの多い二の丸広場に、今宵はやたらと若いカップルが目立つ。それも妙に浮かれ顔でベタベタと寄り添っている。

「イエス・キリストの誕生日の前日だな」

ひねくれた私の言い方にも、細君の笑顔は動じない。

「世の中ではなんと言うか知っていますか？」

「クリスマス・イブだ」

細君はにっこり笑った。

「正解です。九兵衛のマスターに、最近イチさんの苦労が絶えないという話をしたら、今夜ぜひともご馳走したいと言ってくださいました。遅くなってもいいから二人でおいで、と」

「いつの間にそんな話をしたのだ？」

「先日の砂山先生たちとお会いした夜です。イチさんはなんだかひとりで考え込んで黙々と飲んでらっしゃって私のことなんか見向きもしない日でしたから、記憶にありませんね」

細君は、ぷっと頬を膨らませる。

じつに魅力的である。世の中に可愛いらしい女性は山ほどいるが、〝最高に〟可愛らしい女性というのはこの細君を措いてほかにない。

細君の笑顔の前には、道行く女性ことごとく路傍の石である。

「たいしたことを考えていたわけではない。すまんな」

「いいえ、たいしたことを考えているんだと思ってお邪魔をしませんでした。でも今日は時間をつくっていただきます」

珍しく細君が強い語調で言う。

「もう少しでお正月ですよ。またしばらくそばにいられなくなります」

細君の声がいささか寂しげになる。

なるほど、あと一週間で正月だ。

正月というのは我々にとって特別多忙な時期となる。

当たり前のことだが、正月はほとんどの病院が休みになる。しかし本庄病院の場合は、例の

「24時間、365日」の看板を掲げている通り、年中無休で元日を含めて救急外来は必ず開けている。そしていかなる患者も受け入れる。結果、大量の患者が流れ込み、日夜を問わず働き詰めになるのは、毎年のことなのだ。

大狸先生クラスのえらい医者ならまだしも、私のような下っ端は、最低二、三日は泊まり込みで働かねばならないし、たまに帰っても、数時間家で眠って直ちに病院へ戻るだけの日々になる。

細君は細君で、初日の出の撮影のため、ほぼ毎年どこかに出かける。二、三日は帰ってこられない。

お互いのタイミングが悪いと二、三週間は顔を合わせることができなくなる。

「私はイチさんを心配しているのです」

「ハル、お前が雪山に登っている間は、私だってずいぶん心配しているのだぞ」

「それは嘘です。病院に行けば、イチさんの頭の中は患者さんでいっぱいです」

「……そんなことはない」

「あります。先日九兵衛で、砂山先生がおっしゃっていました」

せっかく二人きりでおるところに、ろくでもない名前が出てきた。

「〝イチトはいつだって患者のことばかり考えているから、患者にも看護婦さんにもすごいモテるんだ〟っておっしゃっていました」

やはり一度一升瓶であのでかい頭を叩き割っておく必要があるらしい。

「いけませんよ」

じっとまっすぐな瞳で私を見る細君。

「なにがだ？」

「浮気はいけません」

「馬鹿なことを言うな。そんな暇があったらハルと城でも眺めているほうがずっと楽しい」

「本当ですか？」

「本当だ」

細君の目が輝いた。だがすぐに形のよい眉をひそめる。

「もう一度言ってください」

細君の目は真剣である。

私としては、何も悪いことなどしていないのに、なんだかすまない気持ちになってくる。そういえば、ここのところ安曇さんのことばかり思考して、細君のことを慮（おもんぱか）っていなかったことに今さらながら気付いた。

ここは沈黙してはなるまい。伝えねばならぬことは、伝えねばならぬ。

「……お前といる時間が一番楽しい」

細君はぱっと満面の笑みを浮かべて私の腕にしがみついた。

「では、今日は許してさしあげます」

弾んだ声が私の胸中にしみわたる。

私は苦笑とともに応じた。

「そうしてくれ。では九兵衛に参ろうか」

はい、とうなずいて、細君は大きな機材の入ったリュックを背負いあげた。

「それは私が持とう」

「大丈夫です」

「そういう問題ではない。お前がでかいリュックを背負って私が手ぶらというのでは、見た目というものもある」

言うなり、リュックを奪い取って私が背負った。

……重い！

予想をはるかに超える重量に、思わず知らずよろめいた。

案ずる細君が、心配そうに私を見ている。

「重いでしょう？」

「……実に軽い。この程度で重いと言っていては、冬山なぞ登れんぞ」

とりあえず力強く言い放ってみたものの、足がふらつきかけて冷や汗が出る。いつものことながら人は見かけによらぬものだと慨嘆する。この荷重を顔色ひとつ変えずに背負いあげて歩く細君の体の構造はどうなっておるのか……。

九兵衛までは二百メートルもない。とにかくそこまでは意地でも歩かねばならん。

「イチさん見てください。雲のすきまにお月様がきれいです。今夜の月はまた格別ですね」

そうかと答えたものの、私はじっと足元を睨みつけつつ歩いていく。

月など見上げては、そのまま後ろに転んで二度と起き上がれぬ。

「今宵は良い月が撮れたのか？」

「とっても！」

細君の澄んだ声が聞こえた。

ちらりと町並みを眺めれば、店先に並んだキャンドルや街路樹に飾られたネオンやらで、大通りがきらきら輝いている。もう夜も遅い時間だというのに、若いカップルがそこかしこ、なにやら楽しげに往来する。

傍らには明るい声をあげる細君。その小さな肩を照らす、やわらかな街灯の瞬き。

やがてちらつき始めたのは、街明り（まちあか）を受けてきらめく粉雪である。

月下に雪とはめずらしい。

わっと声をあげて細君が駆け出した。

これでよい！

私は、唐突に確信した。

これでよいのだ。

思えば人生なるものは、特別な技術やら才能やらをもって魔法のように作り出すものではない。人が生まれおちたその足下の土くれの下に、最初から埋もれているものではなかろうか。

私にとって、それは最先端の医療を学ぶことではなく、安曇さんのような人々と時間をすごすことであり、ひいては、細君とともにこの歩みを続けることだ。

当たり前のように、ずっと以前から結論はそこにあったのだ。

迷うた時にこそ立ち止まり、足下に槌をふるえばよい。さすれば、自然そこから大切なものどもが顔を出す。

そんなわかりきったことを人が忘れてしまったのは、いつのころからであろうか。

足もとの宝に気付きもせず遠く遠くを眺めやり、前へ前へとすすむことだけが正しいことだと吹聴されるような世の中に、いつのまになったのであろう。

そうではあるまい。

惑い苦悩した時にこそ、立ち止まらねばならぬ。

川を堰(せ)きとめ山を切り崩して猛進するだけが人生ではない。そこかしこに埋もれたる大切なものどもを、丁寧に丁寧に掘り起こしてゆくその積み重ねもまた人生なのだ。

「ハル、大学病院の件だがな……」

言いかけた私に、細君が不思議そうに振り返った。

「なにか言いましたか、イチさん」

無類に可愛らしい笑顔である。

私は数瞬を沈思して、微笑みかえした。

「なんでもない。はよう参るぞ」

舞い降りた粉雪が、白く路上を染め始めた。

凍てつくような冬風が、今宵ばかりはなにやら心地よい。

長い人生だ。いずれまた道を見失い戸惑う時も来るであろう。右往左往して駆け回り、瑣事にとらわれて懊悩することもあるであろう。そんな時こそ、私は声を張り上げて叫ぶのである。

立ち止まり胸を張って槌を振り上げよ！

足下の土に無心に鑿をくわえよ！

慌てずともよい。

答えはいつもそこにある。

一に止まると書いて〝正しい〟と読むではないか。

つと振り返れば月下に雪、その先に黒々とそびえる松本城。

ささやかな真実をようやく掘り当てた私を、国宝の名城が悠々と見下ろしていた。

装画　カスヤナガト
装幀　山田満明

本書は第十回小学館文庫小説賞受賞作を刊行にあたり改題し、大幅な改稿を行なったものです。

夏川草介

Sosuke Natsukawa

1978年大阪府生まれ。信州大学医学部卒。長野県の病院にて地域医療に従事。本作で第十回小学館文庫小説賞を受賞し、デビュー。

宣伝　備前島幹人
販売　内山雄太
　　　小松慎
制作企画　粕谷裕次
制作　西手成人
資材　池田靖
編集　幾野克哉

神様のカルテ

2009年9月1日　初版第一刷発行
2010年6月26日　第十刷発行

著者　夏川草介
発行者　飯沼年昭
発行所　株式会社 小学館
〒101-8001　東京都千代田区一ツ橋2-3-1
電話　編集03-3230-5959
販売03-5281-3555

印刷所　大日本印刷株式会社
製本所　牧製本印刷株式会社

ISBN978-4-09-386259-2